Prof. Dr. med. Henryk Dancygier, Prof. Dr. med. Heiner Wedemeyer,
Priv. Doz. Dr. med. Markus Cornberg, Prof. Dr. med. Stefan Zeuzem,
Prof. Dr. med. Michael P. Manns, Alexander Hoffmann, Bianka Wiebner

Das Leber-Buch

- **Wie halte ich meine Leber gesund?**
- **Neue Therapien und Stand der Forschung**
- **Die Leber von A bis Z**

2., aktualisierte Auflage

schlütersche

»Mit diesem Buch gehen wir einen neuen Weg, um Menschen für die Themen Leber und Lebererkrankungen zu interessieren. Dieses Buch sollte eine Pflichtlektüre für alle mit erhöhten Leberwerten sein.«

Prof. Dr. Michael P. Manns,
Vorstandsvorsitzender der Deutschen Leberstiftung

VORWORT

Liebe Leserinnen, liebe Leser,

die Leber ist unser größtes inneres Organ und erfüllt eine Vielzahl von lebenswichtigen Aufgaben. Mit diesem Buch möchten wir Ihnen die Leber näherbringen, Ihnen ihre Aufgaben vorstellen und zeigen, wodurch die Gesundheit der Leber gefährdet wird.

Lebererkrankungen sind wenig bekannt, aber weitverbreitet – wir schätzen, dass mindestens fünf Millionen Menschen in Deutschland an einer Lebererkrankung leiden. Viele sind betroffen, ohne es zu merken. Lebererkrankungen verursachen kaum Schmerzen und weisen uneindeutige Symptome auf. Daher werden Lebererkrankungen oft erst spät erkannt, manchmal zu spät, um schwerwiegende Folgen wie Leberzirrhose und Leberzellkrebs zu vermeiden.

Das Leber-Buch zeigt Ihnen, wie man eine Lebererkrankung rechtzeitig erkennen und behandeln kann. Viele Betroffene stellen die Frage, was sie selbst ihrer Leber Gutes tun können. Dafür soll das Leber-Buch Ihr Ratgeber sein. Gesunde Ernährung ist auch bei Lebererkrankungen wichtig. In diesem Buch finden Sie viele Tipps dazu. Das Glossar bietet Ihnen Informationen zur Leber von A (wie Albumin) bis Z (wie Zirrhose).

Über die Leber gibt es weit mehr Interessantes zu berichten als die biologischen und medizinischen Fakten. Aufgrund ihrer großen Bedeutung im Körper hat die Leber auch immer im Leben und der Sprache der Menschen eine wichtige Rolle gespielt. Wer kennt nicht die Sage von Prometheus oder „spricht nicht auch mal frei von der Leber weg“? Im Altertum wurde aus der Leber die Zukunft vorhergesagt, sie galt auch als Sitz der Temperamente. In die Literatur hat das Thema beispielsweise durch Isabel Allende

(„Paula“) Einzug gehalten. Bekannte Musiker wie Beethoven litten an Lebererkrankungen. Diese und viele weitere Geschichten finden Sie im Leber-Buch.

Die Deutsche Leberstiftung setzt sich dafür ein, die Früherkennung von Lebererkrankungen und die Patientenversorgung zu verbessern. Über unsere Arbeit informieren wir Sie ebenfalls in diesem Buch.

Diese vier Organe geben Ihnen im Verlauf des Buches einige Einblicke in unseren Körper.

Wir wünschen Ihnen eine interessante und anregende Lektüre.

Die Autoren

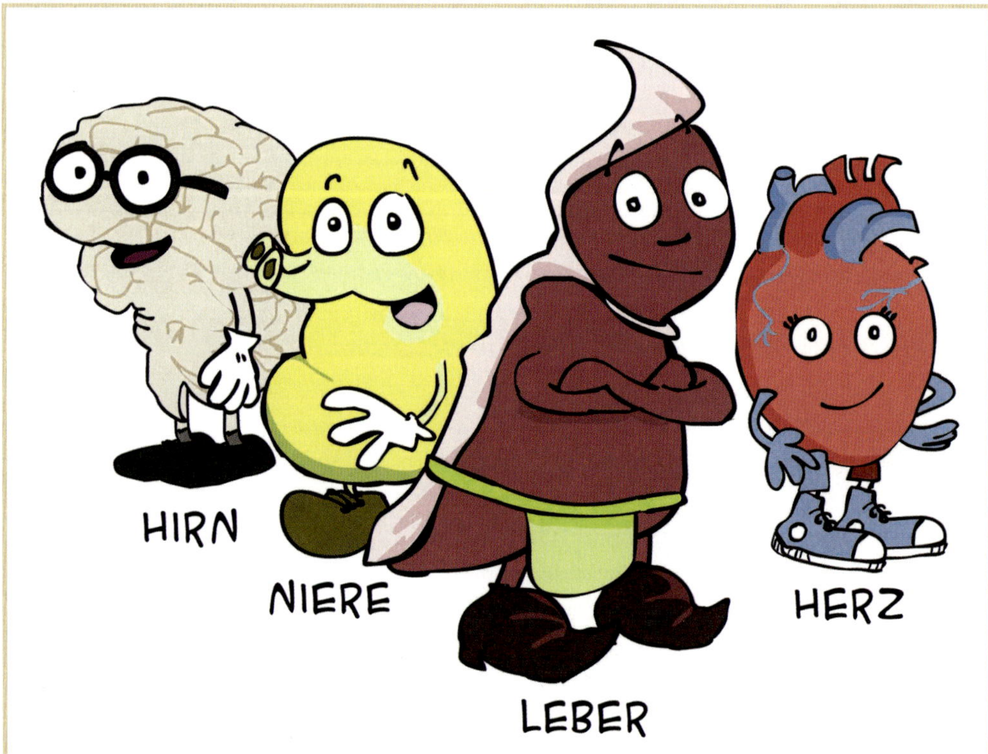

DIE LEBER – DAS KRAFTWERK DES KÖRPERS

Die Leber ruht mächtig und braunrot in uns. Sie findet sich von den Rippen geschützt, direkt unter dem Zwerchfell im rechten Oberbauch. Mehr als ein Viertel des Blutes, das vom Herzen in den Kreislauf gepumpt wird, fließt jede Minute durch die Leber (beim Gehirn ist es nur ein Sechstel).

!

Mit ihren bis zu 1,5 Kilogramm ist die Leber das schwerste Organ und die größte Drüse des Körpers.

Ohne Leber kein Leben!

Die Leber besteht aus einem größeren rechten und einem kleineren linken Lappen. Diese Leberlappen sind in 50 000 bis 100 000 Funktionseinheiten – die Leberläppchen – unterteilt, die wiederum rund drei Millionen Leberzellen enthalten. In diesen Zellen spielen sich die hochkomplexen Stoffwechselvorgänge ab, hier finden rund um die Uhr Billiarden biochemischer Reaktionen statt. Die Pfortader und die Leberarterie treten an der Unterseite

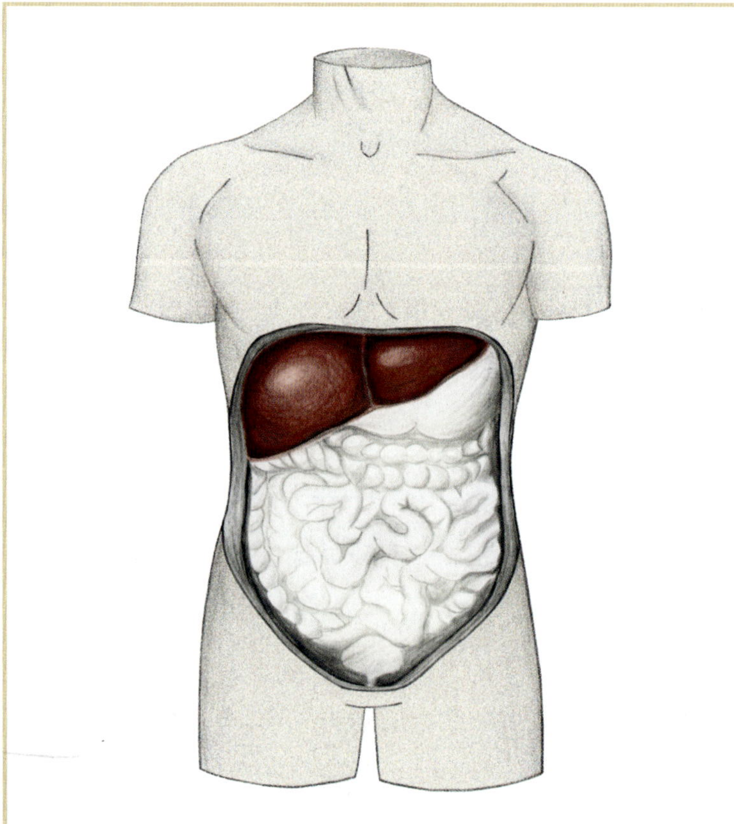

Die Leber im Bauchraum.

in die Leber ein, das Blut aus beiden Adern versorgt das Organ mit Sauerstoff für die vielen Stoffwechselvorgänge.

Über die Pfortader erreichen Schadstoffe zur Entgiftung sowie Nährstoffe aus dem Magen-Darm-Trakt die Leber. Die im Blut enthaltenen Zucker, Fette, Vitamine, Mineralien und Spurenelemente werden von den Leberzellen verarbeitet, gespeichert und je nach Bedarf wieder an den Organismus abgegeben. Die Leber spielt die entscheidende Rolle für unser inneres Gleichgewicht, sie ist ein Kraftwerk des Körpers. Fällt sie aus, droht innerhalb von Stunden bis weniger Tage der Tod.

Die Leber erfüllt gleich eine ganze Reihe von essenziellen Aufgaben für den Körper. Die Leber steuert den Stoffwechsel. Ohne die Leber würde der Körper keine Energie erhalten, und wichtige Funktionen wie die Blutgerinnung würden ausfallen. Daher ist ein Leben ohne funktionierende Leber nicht möglich.

Das Organ reguliert den Fett- und Zuckerstoffwechsel sowie den Mineral- und Vitaminhaushalt. Dabei fungiert die Leber als

!

Die Leber fungiert als eine Art Fabrik, in der die Eiweiße aus der Nahrung in Bausteine zerlegt werden.

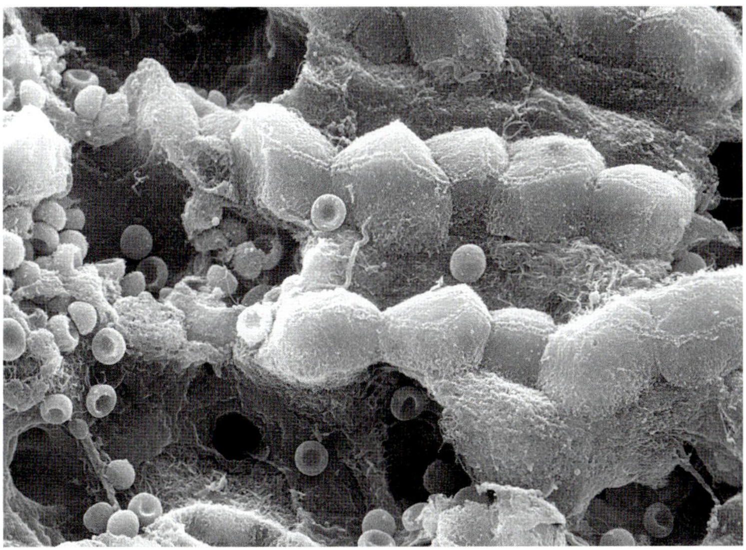

Leberzellbälkchen: Mehrere Leberzellen liegen hier würfelartig hintereinander und bilden zwei parallele Zellbälkchen. Bei den zahlreichen kugelförmigen Strukturen in den Gefäßen handelt es sich um rote Blutkörperchen. (Rasterelektronenmikroskopaufnahme: Franz-Josef Vonnahme, Hameln)

eine Art chemische Fabrik. In dieser Fabrik werden Eiweiße aus der Nahrung in ihre Bausteine, die Aminosäuren, zerlegt und dann zu körpereigenen Proteinen wie Enzyme, Gerinnungsfaktoren und Hormone umgebaut. Die Leberzellen nehmen auch Kohlenhydrate, Vitamine, Mineralstoffe und Fettsäuren auf und verarbeiten sie. Eiweiße sind beispielsweise wichtig für die „Abwehrpolizei" des Organismus gegen krankmachende Eindringlinge. Wird zu wenig Eiweiß für das Immunsystem produziert, leidet der Mensch unter Abwehrschwäche. Die Leber produziert auch das Eiweiß Albumin – es hält das „Körperwasser" in den Gefäßen, bei einem Albuminmangel tritt dieses aus den Gefäßen ins Gewebe.

Die Leber – Kraftwerk des Körpers.

Die gesunde Leber – Kraftwerk des Körpers

Stoffwechselorgan:
Sie reguliert den Fett- und Zuckerstoffwechsel sowie den Mineral- und Vitaminhaushalt

Eiweißfabrik:
Sie bildet lebensnotwendige Stoffe, zum Beispiel für die Blutgerinnung

Speicherorgan:
Sie lagert wichtige Nährstoffe wie Zucker, Fette und Vitamine ein

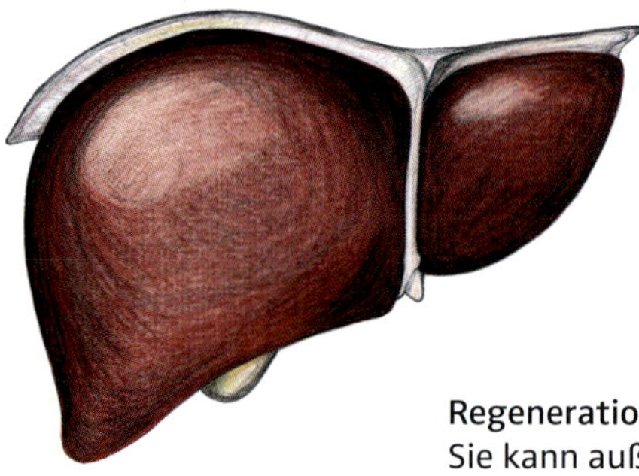

Ausscheidungsorgan:
Sie sondert mit der Galle Stoffwechselprodukte über den Darm ab

Filterorgan:
Sie filtert Schadstoffe und Gifte aus dem Blut

Regenerationskünstlerin:
Sie kann außerordentlich gut und schnell nachwachsen

Drüse:
Sie bildet fast einen Liter Gallensaft pro Tag

Ode an die Leber

Es war in den frühen 1950er Jahren auf einem Felsen am chilenischen Pazifikstrand, als Hector Orrego, Medizinprofessor in Toronto, seinem Freund, dem chilenischen Schriftsteller und Diplomaten Pablo Neruda (1904 bis 1973, Nobelpreis für Literatur 1971) begegnete. Neruda plauderte über Ideen für neue Gedichte – „über Sex habe ich genug geschrieben". Und Orrego, ein renommierter Leberforscher, meinte: „Ein Gedicht über die Leber wäre besser."

Er schilderte dem überraschten Poeten die vielfältigen Funktionen der Leber, unter anderem für das menschliche Gehirn. Die Leber gebe sich so bescheiden, dabei spiele sie eine fundamentale Rolle für das Leben: „Schreib doch eine Ode an die Leber!" Neruda lachte, aber er hatte gut zugehört. 24 Stunden später zeigte er Orrego seine fertige „Ode an die Leber":

Dort, tief im Innern
Filtrierst und verteilst Du
Teilst und trennst Du
Vermehrst und schmierst Du
Du schöpfst und erntest den Stoff des Lebens.
Von Dir erhoffe ich Gerechtigkeit:
Ich liebe das Leben: Verrate mich nicht!
Schaffe weiter,
Lass mein Lied nicht sterben.

!

Die Leber speichert viele lebenswichtige Substanzen.

Ein Depot für alle Fälle

Weiterhin wandelt die Leber überschüssigen Blutzucker zu Glykogen, der Speicherform des Zuckers, um. Der Weg der Nährstoffe in das Kraftwerk ist aber keine Einbahnstraße, die Leber fungiert auch als Depot für Notzeiten und Spitzenbelastungen. Bei Bedarf stellt die Leber Zucker aus ihren Fett- und Stärkedepots wieder bereit. So kann der Körper selbst längere Hungerzeiten überstehen, ohne dass seinen Zellen die lebenswichtige Energie ausgeht. Dies gilt auch für den akuten Bedarf, etwa bei sportlicher Anstrengung. Rasch wird Glykogen in Traubenzucker umgewandelt und in den Organismus geschleust.

Die Leber speichert viele Substanzen, ohne die wir nicht leben könnten. So wird Eisen, das aus den roten Blutkörperchen frei wird, teilweise deponiert – ohne Eisen ist kein Sauerstofftransport möglich. Ein wichtiges Speicherorgan ist die Leber auch für die fettlöslichen Vitamine A (für das Augenlicht), D (für die Kno-

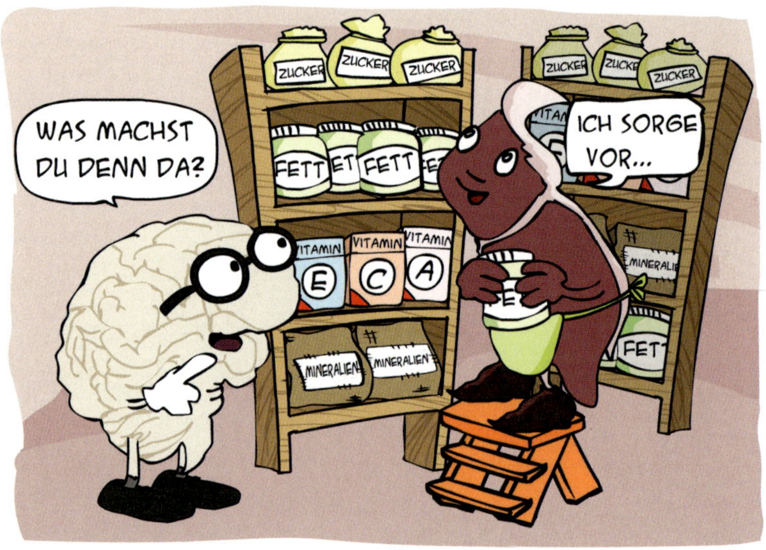

Die Leber wirkt als Depot für lebenswichtige Stoffe.

chenhärte), E (Haut und geistige Leistungsfähigkeit) und K (Blutgerinnung) sowie Folsäure und Vitamin B12.

Wie eine Kläranlage

Eine zentrale Funktion hat die Leber bei der Entgiftung schädlicher Stoffe – solchen von außen und solchen, die im Körper während der Stoffwechselprozesse entstehen. Die Leber arbeitet wie eine Kläranlage, sie filtert Schlackenstoffe und Gifte aus dem Blut. Die schädlichen Stoffe werden im Zuge von Umwandlungsreaktionen inaktiviert oder in Substanzen umgewandelt, die mit dem Urin ausgeschieden werden können. Inaktiviert werden auch Steroidhormone, Bakterien, defekte Körperzellen und Arzneimittel. Von großer Bedeutung ist die Ammoniakentgiftung. Ammoniak fällt beim Abbau von Eiweißbausteinen an und ist stark giftig. Es ist verantwortlich für Müdigkeit und das soge-

!

Die Leber hat eine zentrale Funktion bei der Entgiftung des Körpers.

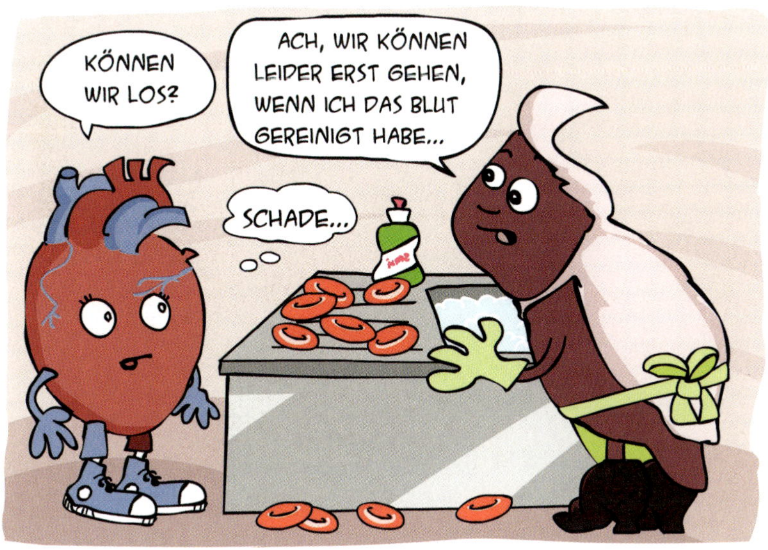
KÖNNEN WIR LOS?
ACH, WIR KÖNNEN LEIDER ERST GEHEN, WENN ICH DAS BLUT GEREINIGT HABE...
SCHADE...

Die Leber filtert Schlackenstoffe und Gifte aus dem Blut.

nannte Leberkoma. Die Leber wandelt ihn in ungiftigen Harnstoff um. Schon Paracelsus wusste um das Kunstwerk Leber und meinte: „Die Leber ist der Alchimist im Bauche.“

Ein wichtiges Anhängsel

!

Die Leber produziert pro Tag bis zu einem Liter Gallensaft für die Fettverdauung.

Die Gallenblase, ein birnenförmiges Säckchen, liegt direkt unter der Leber und bildet mit ihr ein Organsystem. Die Leber produziert unablässig Galle (bis zu einem Liter pro Tag), die in der Gallenblase gespeichert und zu den Mahlzeiten in den Zwölffingerdarm ausgeschüttet wird. Eine zentrale Rolle nehmen hier die Gallensäuren ein. Sie spalten ähnlich wie ein Spülmittel die Fette der Nahrung in immer kleinere Bestandteile auf, bis sie so winzig sind, dass sie die Darmwand passieren und in den Blutkreislauf übergehen können. Die Gallensäuren halten auch das Cholesterin in Lösung (bei einem Gallensäuremangel kristallisiert Choles-

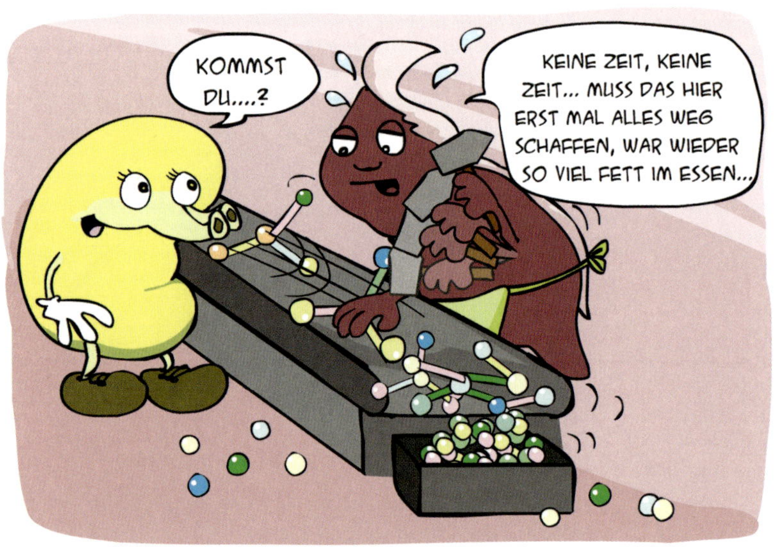
KOMMST DU....?
KEINE ZEIT, KEINE ZEIT... MUSS DAS HIER ERST MAL ALLES WEG SCHAFFEN, WAR WIEDER SO VIEL FETT IM ESSEN...

Die Leber spaltet mithilfe der Gallensäure die Fette in der Nahrung auf.

terin und es bilden sich Gallensteine). Die Gallensäuren zirkulieren über das Blut mehrfach zwischen Darm, Leber und Gallenblase und unterliegen dabei einer Art Recycling. Die Medizin nennt das den enterohepatischen Kreislauf.

Über die Galle werden Substanzen wie Bilirubin, Cholesterin sowie Medikamente und ihre Stoffwechselprodukte aus dem Körper ausgeschieden. Die Gallebildung ist wesentlich für das Gleichgewicht des Cholesterins im Körper. Die Galle hilft dem Organismus bei der Fettverdauung.

Leber und Hormone

Baut beispielsweise eine überstrapazierte Leber das Östrogen schlecht ab, kommt der Hormonhaushalt aus dem Gleichgewicht. Männer klagen dann über Potenzprobleme, die Hoden verkleinern sich, die Bauchbehaarung geht verloren, es bilden sich kleine Brüste. Frauen müssen mit Menstruationsstörungen und sogar dem Verlust der Periode rechnen.

Wenn die Leber zu erschöpft ist, um Cholesterin herzustellen oder zu verarbeiten, wirkt sich das negativ auf die Produktion von Sexualhormonen aus – und wer sich schlapp und energielos fühlt, sollte testen, ob mit seiner Leber alles in Ordnung ist.

> !
> Das seelische Befinden und die Leber stehen tatsächlich in einem Zusammenhang.

Leber sorgt für Toleranz

Eine zentrale Rolle spielt die Leber bei der Regulation von Immunantworten. Sie ist insbesondere wichtig bei der sogenannten Toleranzbildung. Dabei werden Eiweißbestandteile der Nahrung, die dem Organismus zunächst fremd vorkommen, dem Körper „bekannt gemacht". Danach werden sie vom Körper und seinem Abwehrsystem toleriert. Funktionieren diese speziellen Mechanismen in der Leber nicht optimal, können zum Beispiel Allergien gegen Nahrungsmittel entstehen. Somit kann man die Leber auch als „Immunorgan“ bezeichnen.

Funktionen der Leber

DIE LEBER FUNKTIONIERT ALS ...	... FÜR DEN KÖRPER
Energiespeicher	Glykogen wird bei akutem Energiebedarf schnell in Traubenzucker aufgelöst.
Speicher anderer wichtiger Substanzen	Eisen, Vitamine A, D, E, K, Vitamin B12.
Eiweißproduzent	Eiweiß ist ein wichtiger Baustein von Hormonen, Antikörpern, Blutgerinnungsfaktoren oder Albumin.
Produzent von Gallensäuren	Gallensäuren spalten die Fette der Nahrung auf, um sie im Blutkreislauf verwertbar zu machen. Sie halten Cholesterin in Lösung.
Entgiftungsstation	Schadstoffe von außen wie von innen werden wie in einer Kläranlage gereinigt. Die Stoffe werden inaktiviert oder in Substanzen umgewandelt, die mit dem Urin ausgeschieden werden.
Nährstoffdepot	Fette, Zucker und Eiweiße werden verarbeitet und bei Bedarf wieder freigesetzt.
Toleranzbildner	Die Leber stellt dem Körper fremde Eiweiße vor. So toleriert sie der Körper und aktiviert keine Immunabwehr.
Hormonhaushälter	Die gesunde Leber hält den Hormonhaushalt in Balance, etwa durch den Abbau von Östrogen und die Produktion von Cholesterin für die Herstellung weiterer Sexualhormone.

Die Regenerationskünstlerin

Im Vergleich zu anderen Organen verfügt die Leber über eine erstaunliche Fähigkeit, sich zu regenerieren. Sie kann außergewöhnlich gut und schnell nachwachsen. Das erklärt, warum sich die Leber bei Änderungen der Ernährung oder Verzicht auf Alkohol oft schnell erholt. Muss eine Hälfte der Leber, zum Beispiel aufgrund einer Krebsmetastase, entfernt werden, so erreicht das Organ innerhalb weniger Monate nach dem Eingriff wieder das normale Volumen. Die Regenerationsfähigkeit begünstigt außerdem Lebertransplantationen. So können der rechte und der linke Leberlappen bei zwei verschiedenen Patienten eingepflanzt werden. Innerhalb kürzester Zeit erreicht die Leber ihre ursprüngliche Größe.

!

Auch wenn Teile des Gewebes absterben oder verletzt werden, bildet die Leber die Zellen wieder neu.

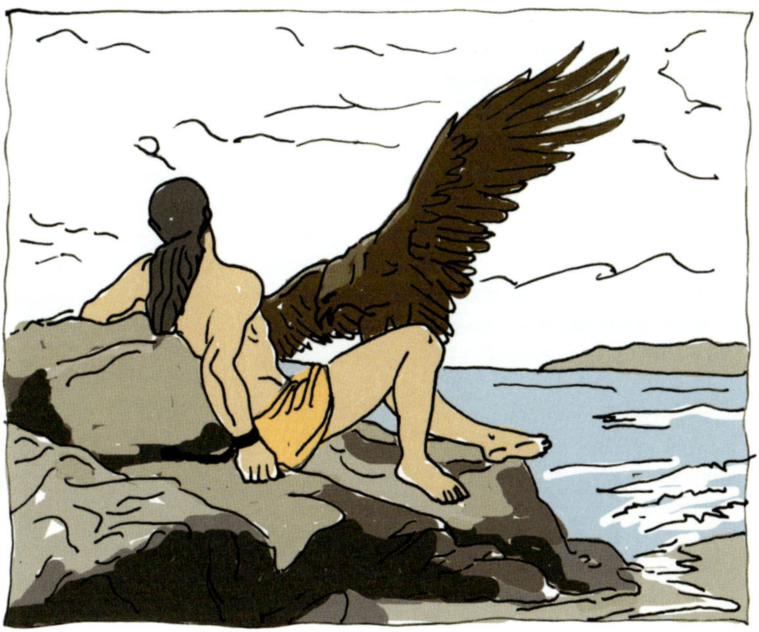

Schon in der Prometheus-Sage spielt die Regenerationsfähigkeit der Leber eine wichtige Rolle.

Die Qual des Prometheus

Die phänomenale Fähigkeit der Leber zur Regeneration spiegelt sich auch in der antiken Sage von Prometheus wider. Der Titan ist in der griechischen Mythologie ein Freund und Lehrmeister der Menschen. Dabei erregt er den Zorn von Zeus, der ihn zur Strafe an einen Felsen hoch über dem Abgrund im Kaukasus fesseln lässt. Jeden Tag kommt der Adler Ethon und frisst von der Leber des Unglücklichen. Da Prometheus zu den Unsterblichen zählt, erneuert sich die Leber immer wieder. Die Qual zieht sich über Jahrhunderte hin, ehe Prometheus von Herakles erlöst wird.

Im 19. Jahrhundert wird das Motiv von Heinrich Heine wieder aufgenommen. Er schrieb: „Es kam mir manchmal vor, als sei die Sonne eine preußische Kokarde, des Nachts träumte ich von einem hässlichen schwarzen Geier, der mir die Leber fraß, und ich ward sehr melancholisch."

Auch in der Bildenden Kunst wird das Motiv sehr häufig dargestellt. Nicht nur Prometheus als Überbringer des Feuers, auch der angekettete Titan ist immer wieder Gegenstand zahlreicher Gemälde und Skulpturen.

Haupttext

LEBERERKRANKUNG – DIE UNTERSCHÄTZTE VOLKSKRANKHEIT

Klaglos und geduldig verrichtet die Leber in unserem Körper ihre lebenswichtigen Dienste. Das zentrale Organ für Stoffwechsel und Entgiftung ist unerhört leistungsfähig und verzeiht vieles. Wenn die Leber erkrankt, leidet sie meist stumm, viele Erkrankungen bleiben lange Zeit unbemerkt. Das kann fatale Folgen haben, bis hin zum tödlichen Leberversagen.

Der Feind Nummer eins

Leberleiden sind eine unterschätzte Volkskrankheit. Mindestens fünf Millionen Deutsche tragen eine mehr oder minder kranke Leber mit sich herum. Was macht nun die Leber krank? Es gibt eine Reihe von Ursachen, wobei sich das Krankheitspanorama in den letzten 15 Jahren beträchtlich gewandelt hat.

!

Falsche, zu fettreiche Ernährung, Stoffwechselstörungen und Übergewicht führen langfristig zu einer Fettleber.

Feind Nummer eins der Leber ist das „Metabolische Syndrom", zu dem Störungen des Stoffwechsels im Rahmen der Zuckerkrankheit (Diabetes Typ 2) und Übergewicht gehören. Dies kann zur nicht-alkoholischen Fettleber führen, eine der typischen „Wohlstandskrankheiten". Überdurchschnittlich betroffen sind die 55- bis 75-Jährigen, aber auch bei Kindern stoßen die Ärzte neuerdings immer häufiger auf eine Fettleber.

Innerhalb gewisser Grenzen kann es toleriert werden, dass die Leber geringe Fettmengen speichert. Doch bei einer übermäßigen Fetteinlagerung beginnt das Organ zu leiden. Viele der vom Fett

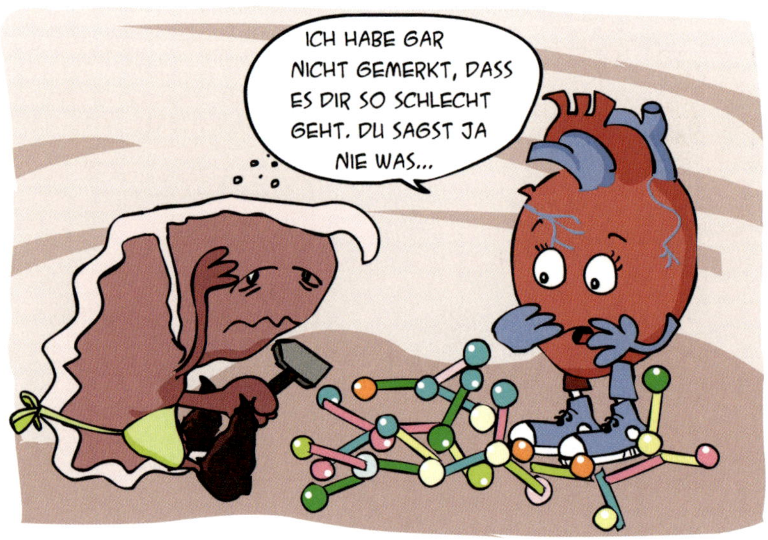
ICH HABE GAR NICHT GEMERKT, DASS ES DIR SO SCHLECHT GEHT. DU SAGST JA NIE WAS...

Erkrankungen der Leber bleiben oft sehr lange unbemerkt.

belasteten Leberzellen können nicht mehr richtig arbeiten und sterben ab. Frei gewordene Fettsäuren können dann eine Entzündungsreaktion verursachen, die das Organ weiter schädigt. Das Organ bläht sich ungesund auf, ausgeprägte Fettlebern werden oft doppelt so schwer. Den Ärzten bietet sich bei Operationen oder Bauchspiegelungen ein wenig erfreulicher Anblick: die Leber glänzt fettig-gelb, unter den Rippen wuchert und wabbelt es, das Ganze erinnert an eine monströse Gänsestopfleber.

Nach wie vor ein gravierendes Problem ist die alkoholische Fettleber, die durch übermäßigen Genuss und Missbrauch alkoholischer Getränke entsteht. Alkohol kann die Leberzellen direkt schädigen und zu Fetteinlagerungen führen. Auch indirekt wirkt der Alkohol auf die Leber – er beeinflusst Stoffwechselvorgänge und Immunantworten, die eine Leberentzündung und -vernarbung fördern.

Ebenfalls weit verbreitet sind Lebererkrankungen infolge einer Virusinfektion. Davon sind in Deutschland rund eine Million

!

Vor allem Alkohol, aber auch Virusinfektionen, Medikamente oder Gifte können der Leber schaden.

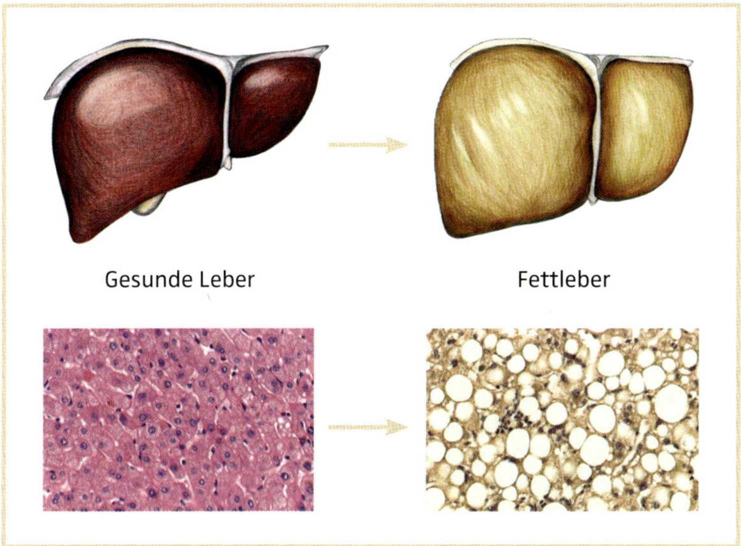

Vergleich zwischen einer gesunden Leber und einer Fettleber mit entsprechenden Gewebeschnitten.

Menschen betroffen. Experten vermuten, dass derzeit weit weniger als die Hälfte der Infizierten von ihrer Infektion wissen; nur zehn bis 20 Prozent der Patienten werden adäquat behandelt. Erkranken kann die Leber auch durch Medikamente oder Gifte. Weniger häufig sind die Fälle, in denen die Leber aus genetischen Gründen erkrankt oder aufgrund eines überaktiven Immunsystems. In letzterem Fall ist das Abwehrsystem fehlgeleitet und greift die eigene Leber an.

Die Hepatitis

!

Eine Leberentzündung tritt auf, wenn eine kranke Leber nicht behandelt oder der Lebensstil nicht geändert wird.

Ohne Therapie und gegebenenfalls einer Änderung des Lebensstils kann die Erkrankung fortschreiten und in das Stadium der Leberentzündung münden. Sie wird auch Hepatitis genannt (was vom griechischen „Hepar" für Leber stammt). Die Hepatitis kann akut mit schweren Symptomen auftreten oder als „stumme Entzündung". Das Organ leidet gleichsam auf niedriger Flamme, wie ein Schwelbrand. Nicht jeder Hepatitis geht eine Fettleber voraus, bei viralen Infektionen etwa stellt die Leberentzündung das erste Stadium der Erkrankung dar.

Die Leberzirrhose

Heilt die Leberentzündung nicht ab, vernarbt das Organ zunehmend und die Leber verhärtet sich. Ihre Leistung lässt nach, was zu zusätzlichen Komplikationen führen kann. So kann die Leber beispielsweise Arzneimittel nicht mehr gut abbauen. Im weiteren Verlauf kann sich eine Leberzirrhose entwickeln: Die gesunden Leberzellen sind verdrängt oder zerstört und durch immer dichteres Narbengewebe ersetzt. Die vormals aufgedunsene Leber schrumpft zusammen und kann ihrer Aufgabe als Stoffwechsel-

und Entgiftungszentrale nicht mehr nachkommen. Die Prognose für den Patienten wird düster, denn der Zustand der fortgeschrittenen „Schrumpfleber“ ist unumkehrbar, von wenigen möglichen Ausnahmen im Anfangsstadium abgesehen. Die Funktion der Leber ist so gestört, dass das Organ ebenso wie Nieren und Lungen total versagen kann – der Patient stirbt. Leberzirrhose kann auch zu Leberzellkrebs führen. Bei der fortgeschrittenen Zirrhose kann nur noch eine Transplantation das Leben des Patienten retten.

!

Die Funktion der Leber ist so gestört, dass aufgrund eines Nieren- und Lungenversagens der Tod eintritt.

Die kranke Leber meldet sich kaum zu Wort. Allenfalls haben Leberkranke diffuse Beschwerden wie Müdigkeit, Völlegefühl oder ab und an Schmerzen im rechten Oberbauch. Ein zunächst leichter Leberschaden bleibt also meist unbemerkt, obwohl dies nicht immer sein müsste – bisweilen weisen Gelenkschmerzen oder Hautveränderungen (siehe Kapitel „Ist meine Leber krank?“) darauf hin, dass mit der Leber etwas nicht stimmt. Wenn es dann zur Diagnose einer chronischen Lebererkrankung kommt, sind die Patienten oft völlig überrascht.

!

Viele Lebererkrankungen verlaufen anfangs ganz ohne Symptome.

Stadien einer chronischen Lebererkrankung.

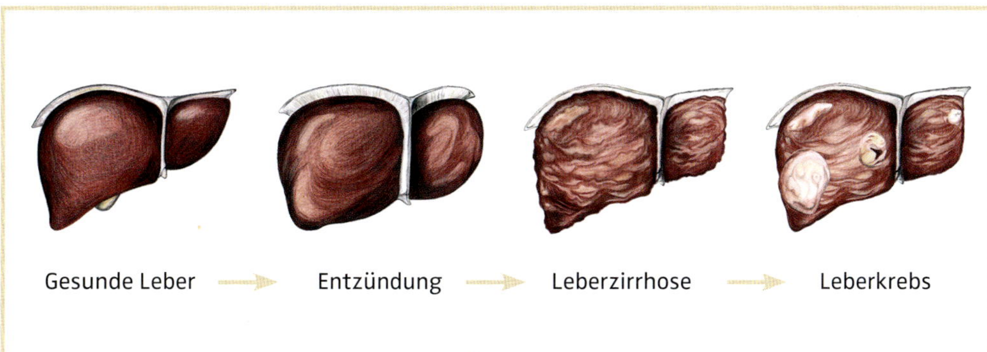

Wie schütze ich meine Leber?

!

Bewegung, eine gesunde Ernährung und ein vernünftiger Lebensstil schützen die Leber.

Sie können selbst vorbeugend viel dafür tun, dass Ihre Leber gesund bleibt. Eine gesunde Ernährung, Sport und Bewegung sind die Faktoren, die zählen. Das ist leichter gesagt als getan, aber viele Menschen schaffen es, nach und nach ihr Verhalten, ihren Lebensstil zum Positiven hin zu verändern.

Damit verringern Sie die Gefahr einer nicht alkoholischen Fettleber. Zur Vermeidung der alkoholischen Variante gibt es ebenfalls eine klare Strategie: Weniger und seltener ist besser. Wein, Bier und andere alkoholische Getränke sind für den, der damit umgehen kann, ein Genussmittel. Aber man sollte nie vergessen, dass Alkohol ein hartes Zell- und Nervengift ist. Alkohol ist ein energiereicher Stoff, der fast so viele Kalorien wie Fett hat (Bier wird ja gerne als „flüssiges Brot" bezeichnet). Alkohol fördert die Entstehung von Übergewicht und Fettleber, da er selbst

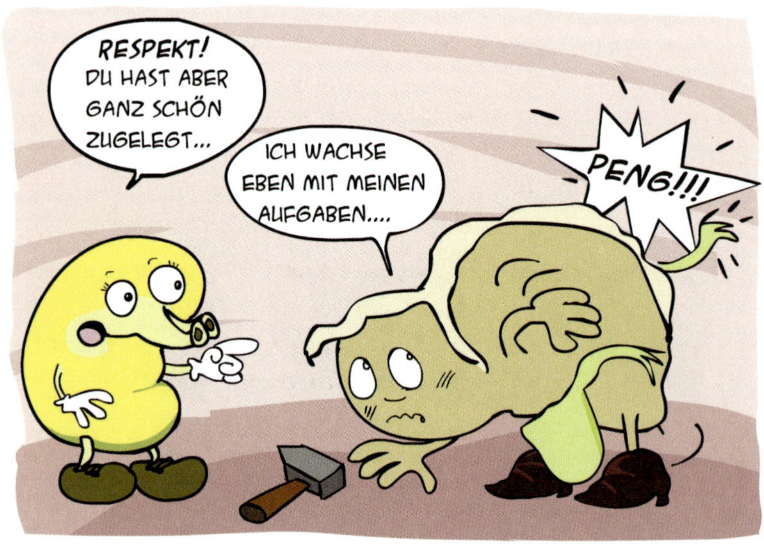
RESPEKT! DU HAST ABER GANZ SCHÖN ZUGELEGT...
ICH WACHSE EBEN MIT MEINEN AUFGABEN....
PENG!!!

Die Vergrößerung der Leber geht mit einer Funktionseinschränkung einher.

viel Energie liefert und gleichzeitig den Fettabbau im Stoffwechsel hemmt.

„Die Leber wächst mit ihren Aufgaben" – der Titel dieses Bestsellers von Eckart von Hirschhausen ist ein launiger Kneipenspruch. Aber wir erinnern uns an die Stadien einer Lebererkrankung: Erst bläht sie sich auf, dann aber schrumpft sie und es ist vorbei mit der Party.

Fachleute empfehlen risikoarme Trinkmengen: Für gesunde Männer sind täglich maximal 30 Gramm reiner Alkohol erlaubt, was etwa zwei kleinen Gläsern Bier entspricht. Für Frauen werden nur maximal 20 Gramm empfohlen. Wobei bei einigen Menschen bereits geringere Mengen schädlich sein können, insbesondere bei Menschen mit anderen Erkrankungen. Andererseits kann ein wenig Alkohol bei sonst Gesunden sogar gut sein.

> **!**
>
> Was den Schutz Ihrer Leber angeht, haben Sie vieles selbst in der Hand. Behandeln Sie Ihre Leber pfleglich. Sie haben nur eine.

Zur Vorsorge gehört es auch, sich gegen Hepatitis A und B impfen zu lassen. Die Impfungen sind sehr wirkungsvoll und erzielen eine weitgehende Immunisierung. Nach der ersten Injektion des Impfstoffs gegen Hepatitis A ist man spätestens nach 14 Tagen geschützt. Dem Langzeitschutz dient die zweite Impfung, die nach sechs bis zwölf Monaten erfolgen sollte. Die Impfung gegen Hepatitis B wird dreimal durchgeführt. Die zweite Impfung erfolgt rund einen Monat nach der Erstimpfung, die dritte nach sechs bis zwölf Monaten. Diese Impfung schützt auch gleichzeitig gegen eine Infektion mit Hepatitis-D-Viren. Die Impfung gegen Hepatitis B verhindert auch deren mögliche Spätfolgen, somit ist sie die erste Impfung gegen Krebs. Es gibt bislang keine Impfung gegen Hepatitis C. In China wurde ein erster Impfstoff gegen Hepatitis E im Januar 2011 zugelassen. Momentan prüft die WHO (World Health Organization), ob eine weltweite Verfügbarkeit ermöglicht werden kann.

> **!**
>
> Die Impfung gegen Hepatitis B war die erste Impfung gegen Krebs.

Eine Impfung gegen Hepatitis A und B ist der beste Schutz gegen die Virusinfektionen.

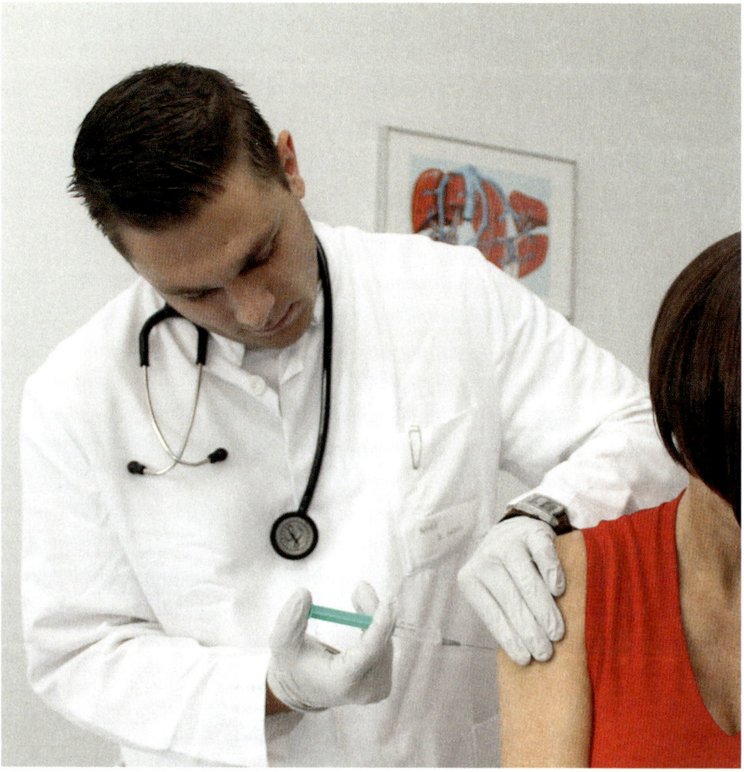

Denkmal für die Leber

Seit 1987 steht in der westspanischen Hafenstadt Ferrol ein Denkmal für die Leber. Die Granitskulptur geht auf den Arzt Jaime Quintanilla Ulla zurück, der zugleich Bürgermeister von Ferrol war.

Der Arzt wollte mit dem Denkmal „das stille und selbstlose Organ" ehren. In den Jahren seiner Arbeit als Arzt und städtischer Leichenbeschauer habe er Hunderte von Lebern gesehen, „die von Cocktails, Beruhigungsmitteln und anderen Medikamenten gequält wurden".

IST MEINE LEBER KRANK?

Wenn Sie das Gefühl haben, dass mit Ihrer Leber etwas nicht stimmt, wenn in der Familie schon Lebererkrankungen vorliegen oder wenn Sie ganz einfach nur auf Nummer sicher gehen wollen, dann empfiehlt sich eine entsprechende Blutuntersuchung.

!

Viele Leberleiden lassen sich im frühen Stadium hervorragend behandeln.

Erst bei einer deutlichen Vergrößerung der Leber treten unspezifische Symptome auf, die eine mögliche Erkrankung signalisieren. Je früher eine Lebererkrankung diagnostiziert wird, desto höher sind die Chancen einer kompletten Heilung. Heute gibt es unkomplizierte Lebertests, mit denen Lebererkrankungen erkannt werden können, ehe sie chronisch werden. Sie sollten zu jeder Vorsorge gehören.

Als erstes sollten Sie das Gespräch mit Ihrem Hausarzt suchen. Er klärt die Symptome ab, spricht mit Ihnen über mögliche Risikofaktoren Ihrer Lebensführung, etwa was die Ernährung und Bewegung betrifft oder die Einnahme von Arzneimitteln. Zunächst benötigt der Arzt jedoch die Ergebnisse der Laboruntersu-

Durch eine Blutuntersuchung können Lebererkrankungen rechtzeitig diagnostiziert werden.

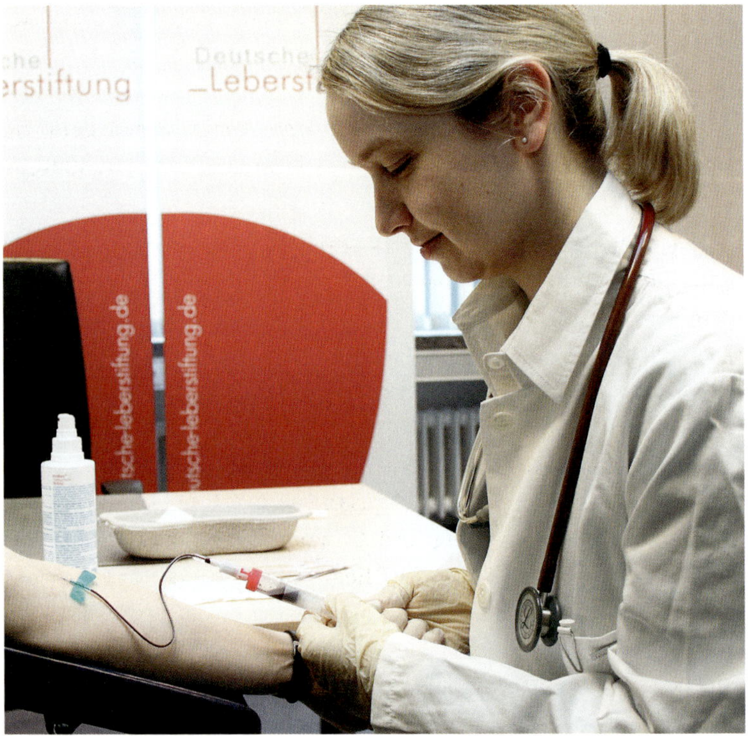

chungen aus dem Blut. Bei klinischen Symptomen oder Hinweisen auf eine Lebererkrankung werden diese in der Regel von der Krankenkasse bezahlt.

Die Blutwerte

Verschiedene Blutwerte geben Hinweise auf eine Lebererkrankung. Dabei stützt sich der Arzt auf die Leberenzyme. Sie halten im Organ den Stoffwechsel in Gang – sind Leberzellen geschädigt, treten diese Enzyme im Blut erhöht auf. Je nachdem, welche Enzyme erhöht sind, kann man oft auf die Art der Erkrankung schließen. Zu den wichtigen Blutwerten gehören die sogenannten Transaminasen. Diese sind die Aspartat-Aminotransferase (AST, auch Glutamat-Oxalacetat-Transaminase (GOT) genannt) und die Alanin-Aminotransferase (ALT, auch als Glutamat-Pyruvat-Transaminase GPT bekannt). Sie finden sich vorwiegend im Inneren der Leberzellen, wobei die AST auch im Muskelgewebe vorkommt.

> **!**
> Der Enzymanstieg im Blut entspricht dem Ausmaß der Schädigung der Leberzellen.

Die Glutamat-Pyruvat-Transaminase (GPT) ist der empfindlichere der beiden Werte, da dieses Enzym hauptsächlich in der Leber vorkommt und schon bei einer leichten Schädigung der Leberzellen freigesetzt wird. Die GPT ist der Leberwert schlechthin und wird schnell und einfach durch eine venöse Blutentnahme bestimmt. Wenn der GPT-Wert erhöht ist, weist dies auf eine Leberzellschädigung hin.

Die Glutamat-Oxalacetat-Transaminase (GOT) ist ein weiterer „Leberwert", der zur Diagnose hinzugezogen wird. Wenn der GOT-Wert über dem für die GPT liegt, muss man in der Regel von einem schweren Leberschaden ausgehen.

Weiterhin gehört das Enzym Gamma-Glutamyl-Transferase (GGT) zu den Leberwerten. Die GGT befindet sich in den Zellen der kleinen Gallenwege, kommt aber auch in anderen Organen vor. Ist die GGT gemeinsam mit der GOT und der GPT erhöht, liegt mit großer Wahrscheinlichkeit eine Erkrankung der Leber vor. Die GGT-Aktivität kann durch Medikamente oder Alkohol verstärkt werden. Außerdem ist die GGT bei einem Gallestau erhöht.

Die alkalische Phosphatase ist ein weiteres Enzym, das bei Gallenwegserkrankungen oder Gallestau erhöht ist. Wenn nur der GGT-Wert erhöht ist und nicht die alkalische Phosphatase, kann dies auf eine Herz-Kreislauf-Erkrankung hinweisen und ein erhöhtes Risiko zeigen, an einem Herzinfarkt zu versterben.

Der Arzt kann im Labor auch den Wert des gelben Blutfarbstoffs Bilirubin bestimmen lassen. Es entsteht beim Abbau der roten Blutkörperchen und wird von der Leber in die Galle ausgeschieden. Das Bilirubin ist im Serum erhöht, wenn die Leber geschädigt ist und/oder wenn der Galleabfluss durch Gallensteine, Vernarbungen oder Tumore blockiert ist. Steigt das Bilirubin über einen bestimmten Wert, ist es für die „Gelbsucht“

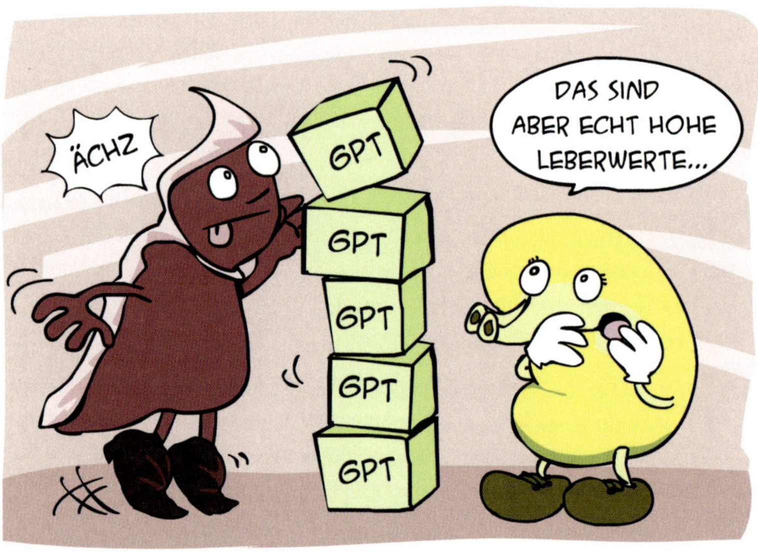
ÄCHZ
GPT
GPT
GPT
GPT
GPT
DAS SIND ABER ECHT HOHE LEBERWERTE...

Erhöhte GPT-Werte können ein Anzeichen für eine Lebererkrankung sein.

(Ikterus), die gelbliche Verfärbung von Haut und Augen, verantwortlich.

Mit dem „Quicktest" wird untersucht, wie schnell das Blut gerinnt. Fehlt es an Faktoren für die normale Gerinnung, gerinnt das Blut langsamer und der Quickwert sinkt. Die Gerinnungsfaktoren werden überwiegend von der Leber hergestellt, ihre Höhe zeigt, wie leistungsfähig die Leber ist. Der Quickwert kann auch als INR-Wert angegeben werden.

!

Sind die Leberwerte erhöht, ist das zweite Arztgespräch fällig.

Ein zweiter Arztbesuch ist wichtig, denn nur der Fachmann kann die Blutwerte nach den Tests im Labor richtig interpretieren. Bisweilen sind vom Arzt detektivische Fähigkeiten gefordert – er fahndet nach allen möglichen Faktoren, die oft auch zusammenwirken und die Leber krank machen, etwa die Kombination von Übergewicht und Alkoholmissbrauch. Andererseits kann eine Hepatitis ganz andere Ursachen haben, es muss längst nicht immer der Alkohol sein. Der gute Arzt geht ins Detail, fragt nach Fernreisen, nach der Einnahme exotischer Speisen oder Getränke und vielem mehr. Er klärt auch ab, ob die erhöhten Leberwerte toxische Ursachen haben oder ob hier eine Virusinfektion, eine autoimmune oder eine genetische Lebererkrankung vorliegt.

Bisweilen sind weitere diagnostische Maßnahmen notwendig. Besteht der Verdacht auf Leberzellkrebs, wird das Alpha-1-Fetoprotein (AFP) als sogenannter Tumormarker eingesetzt. Steigt der AFP-Wert steil an, spricht dies für einen Leberkrebs. Bleibt er in der Norm, kann Leberkrebs nicht ganz ausgeschlossen werden, weil ein Teil der Lebertumore kein AFP ausschütten. Daher ist bei der Leberkrebsvorsorge stets auch ein bildgebendes Verfahren wie beispielsweise eine Ultraschalluntersuchung zur Diagnose nötig. Leicht erhöhte AFP-Werte können auch bei Leberzirrhose vorkommen, sie zeigen eine erhöhte Leberregeneration an.

Die Palette der Diagnostik – Blutwerte

DIAGNOSTIKA …	… UND IHRE MÖGLICHKEITEN
GPT (ALT)	Wenn die Glutamat-Pyruvat-Transaminase (GPT) erhöht ist, spricht vieles für eine kranke Leber. Der wichtigste Leberwert.
GOT (AST)	Ist die Glutamat-Oxalacetat-Transaminase (GOT) größer als die GPT, liegt in der Regel ein schwerer Leberschaden vor.
GGT	Unspezifischer Leberwert, Gamma-Glutamyl-Transferase (GGT) ist bei einer Gallenwegserkrankung erhöht; kann außerdem bei einer Lebererkrankung, aber unter anderem auch durch Medikamente und Alkohol erhöht sein.
AP	Alkalische Phosphatase(AP) Ist bei Gallenwegserkrankungen oder Gallestau erhöht.
Bilirubin	Ein erhöhter Wert spricht bisweilen für eine eingeschränkte Entgiftungsfunktion der Leber oder einen Gallestau.
Quick-Test (INR-Wert)	Spiegelt die Blutgerinnung wider und somit indirekt die Leistungsfähigkeit (Syntheseleistung) der Leber.
AFP	Alpha-1-Fetoprotein (AFP) ist ein Tumormarker, bei dem steile Anstiege für einen Leberkrebs sprechen.
Die Normalwerte sind – je nach Labor – unterschiedlich. Die Bewertung der Leberwerte sollte daher durch den behandelnden Arzt erfolgen.	

Bildgebende Verfahren

!

Die Sonografie ist schmerz- und strahlungsfrei.

Sonografie

Ansonsten steht heute eine breite Auswahl bildgebender Verfahren zur Verfügung. Bei der Sonografie werden Ultraschallwellen von einem Schallkopf aus durch den Körper geschickt und von der Leber reflektiert. Aus den Signalen, die zurückkommen, berechnet der Computer ein Bild der Leber. Eine Variante ist die Kontrastmittelsonografie, die zusätzliche Informationen über die Gut- oder Bösartigkeit von Lebertumoren liefern kann. Hierbei

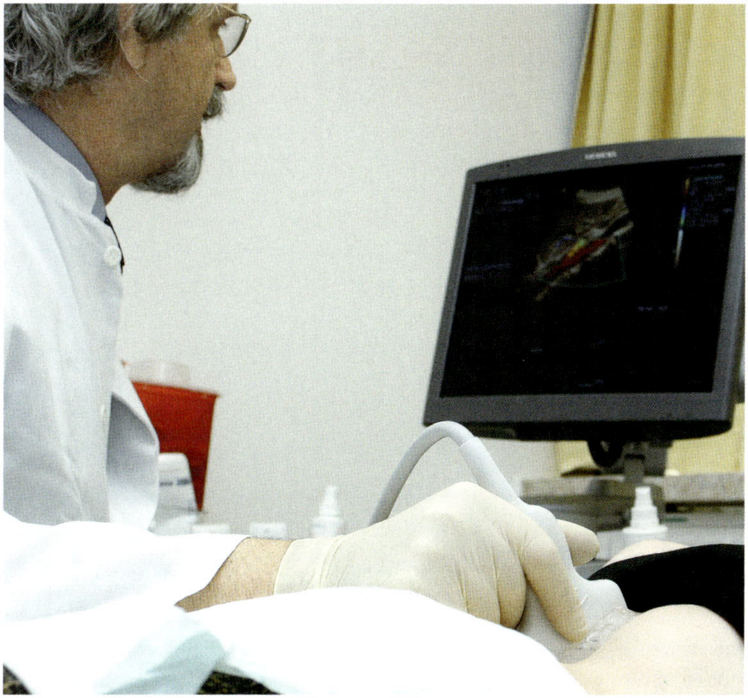

Untersuchung der Leber mittels Ultraschall.

wird eine normale Sonografie während der Verabreichung eines Kontrastverstärkers durchgeführt. Leider lässt sich nicht jeder Patient gut sonografieren, denn Luft im Darm oder Fettleibigkeit verhindern oft ein gutes Bild, sodass der Arzt andere Verfahren wählen muss.

Computertomografie (CT)

Bei der Computertomografie (CT) kreist eine Art Röntgengerät um den Patienten und erfasst den Körper aus allen Blickwinkeln. Aus diesen Informationen entsteht ein Körperquerschnitt. Die Computertomografie ist viel strahlungsintensiver als ein normales Röntgenbild, aber häufig nötig. So lässt sich bei Lebertumoren die exakte Ausbreitung/Streuung feststellen.

Kernspintomografie

Weniger belastend ist die Kernspintomografie, die mit starken Magnetfeldern und strahlungsfrei arbeitet. Wegen des Magneten kommt Kernspin für Menschen mit Herzschrittmachern oder magnetisierbaren Metallimplantaten aber nicht infrage. Eine Sonderform ist die Magnetresonanz-Cholangiopankreatikografie (MRCP) zur Darstellung des Gallengangsystems. Die MRCP eignet sich gut zur Diagnostik einer chronischen Entzündung der Gallenwege.

Magenspiegelung

Bei der Magenspiegelung schluckt der Patient einen Schlauch mit einem kleinen Videochip an seiner Spitze. So können Rachen, Speiseröhre, Magen und Zwölffingerdarm von innen betrachtet werden. So können unter anderem Krampfadern in der Speiseröhre (Ösophagusvarizen) entdeckt werden.

Laparoskopie

Mit optischer Technik arbeitet auch die Laparoskopie, auch Bauchspiegelung genannt. Mittels eines minimalinvasiven Eingriffs wird ein Endoskop in den Bauchraum eingeführt, mit dem der Arzt Organe wie Leber oder Gallenblase beobachten und gegebenenfalls Gewebeproben entnehmen kann.

Endoskopisch retrograde Cholangiopankreatikografie (ERCP)

Ein Endoskop ist auch Herzstück der ERCP, der endoskopisch retrograden Cholangiopankreatikografie. Die ERCP dient einerseits der diagnostischen Darstellung der Gallenwege, Gallenblase und des Pankreasgangs, anderseits kann die ERCP auch therapeutisch genutzt werden, indem mit einem über den Arbeitskanal des Endoskops eingeschobenen Instruments Gallensteine entfernt oder zertrümmert werden.

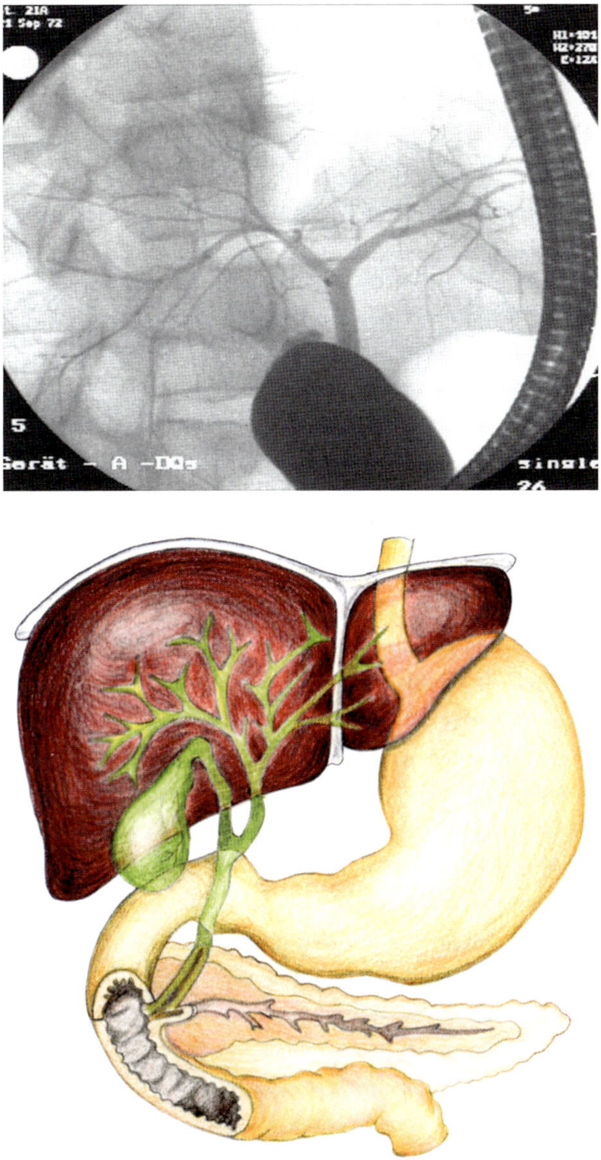

Die Galle und Gallenwege in der ERCP-Darstellung sowie ihre Lage im Körper.

Die Palette der Diagnostik – bildgebende Verfahren

DIAGNOSTIKA …	…UND IHRE MÖGLICHKEITEN
Sonografie	Ultraschallwellen werden an den Grenzflächen der Leber reflektiert, aus den Werten berechnet der Computer ein Bild der Leber. Die Kontrastmittelsonografie informiert zusätzlich über Lebertumoren.
Computertomografie (CT)	Mittels einer Rundumerfassung wird das Bild eines Körperquerschnitts errechnet. Die CT ist viel strahlungsintensiver als normales Röntgen, aber häufig sinnvoll, etwa zur Feststellung der exakten Ausbreitung eines Lebertumors.
Kernspintomografie (MRT)	Die Kernspintomografie arbeitet mit starken Magnetfeldern, liefert ähnliche Bilder wie die CT, ist jedoch strahlungsfrei.
Magenspiegelung	Der Patient schluckt einen Schlauch mit einem Minivideochip, über den Rachen, Speiseröhre, Magen und Zwölffingerdarm betrachtet werden. Sinnvoll bei jeder Leberzirrhose, liefert Bilder von möglichen Krampfadern in der Speiseröhre.
Laparoskopie	Bauchspiegelung, bei der ein Endoskop in den Bauchraum eingeführt wird, um Organe wie Leber oder Gallenblase zu beobachten.
Endoskopisch retrograde Cholangiopankreatikografie (ERCP)	Mittels eines Endoskops kann der Arzt Gallenwege, Gallenblase und Pankreasgang betrachten.
Elastografie	Das Gerät misst, wie rasch sich eine Schallwelle in der Leber ausbreitet. Dies erlaubt Rückschlüsse auf die Lebersteifigkeit und damit auf den Vernarbungsgrad des Organs.

Elastografie

Ein neuartiges Diagnoseverfahren ist die Elastografie, die sich als Ergänzung, in einigen Fällen auch als Alternative zur Leberbiopsie anbietet. Dabei sendet das Diagnostikgerät eine mechanische Schallwelle durch den Körper und misst, wie schnell sich diese in der Leber ausbreitet. Dies vermittelt Informationen über die Leberfestigkeit oder Lebersteifheit, was Rückschlüsse auf den Ver-

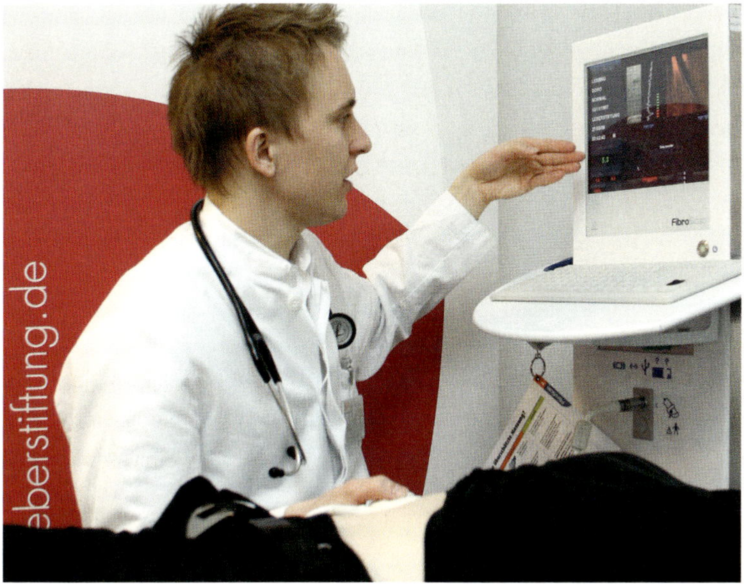

Elastografische Untersuchung der Leber mit dem Fibroscan.

narbungsgrad (Fibrose) einer kranken Leber erlaubt. Das Verfahren ist schnell durchführbar, schmerz- und strahlungsfrei und ohne Nebenwirkungen. Bei Zirrhosen ist das Verfahren der Leberbiopsie überlegen. Bislang ist es aber nur an großen Leberzentren verfügbar und wird nicht von der Krankenkasse bezahlt. Die Methode gibt auch keine Auskunft über die Ursache erhöhter Leberwerte. In der letzten Zeit sind bereits andere Ultraschallgeräte entwickelt worden, die ebenfalls die Leberelastizität messen und in den nächsten Jahren sicher vermehrt eingesetzt werden.

Die Leberbiopsie

Ein klassisches Diagnosemittel ist die Leberbiopsie. Hier wird unter Ultraschallkontrolle mit einer Hohlnadel in die Leber gestochen und ein kleiner Leberzylinder entnommen. Diese Gewebe-

!

Die Biopsie gibt Auskunft über Aktivität, Verfettung, Ursachen und Stadium der Lebererkrankung.

probe wird dann in ein pathologisches Labor geschickt, wo die Probe in einem besonderen Medium eingebettet und fixiert wird. Anschließend werden dünne Schnitte des Gewebes angefertigt und auf einen Objektträger aufgetragen. Nach speziellen Einfärbungen, mit denen bestimmte Zellen hervorgehoben werden, erfolgt eine Beurteilung durch einen Pathologen. Damit gibt die Biopsie Auskunft über die Aktivität, die Verfettung, eventuelle Ursachen einer Lebererkrankung und den Fibrosegrad, also das Stadium der Lebererkrankung. Dabei gibt es verschiedene Klassifizierungen. Nach dem Ishak-Punktesystem wird die Fibrose in die Fibrosegrade 0 bis 6 klassifiziert. F5 und F6 entsprechen dem Bild einer Zirrhose. Andere Klassifizierungen teilen den Leberumbau von 0 bis 4 ein, wobei das Stadium 4 einer Zirrhose entspricht.

Manchmal werden auch gezielte Punktionen in Knoten in der Leber durchgeführt. Damit kann der Pathologe dann feststellen, ob ein Tumor gutartig oder aber entartet (also bösartig) ist.

Insgesamt verfügt die Medizin also über ein breites Instrumentarium. Damit lassen sich heute die meisten Lebererkrankungen sicher diagnostizieren.

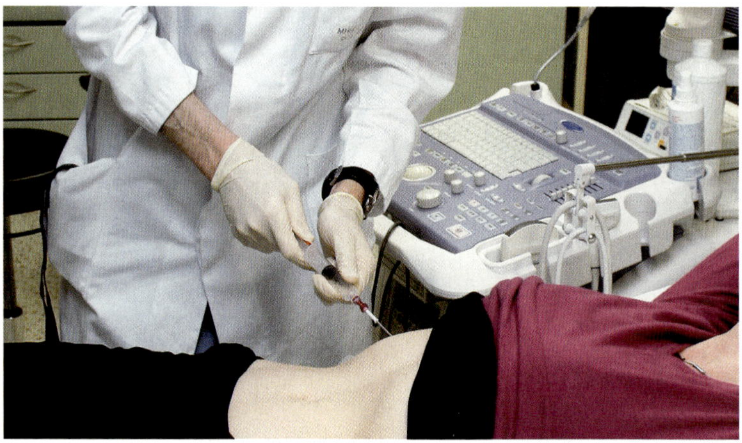

Bei der Leberbiopsie wird der Leber eine winzige Gewebeprobe entnommen.

WAS PASSIERT, WENN MEINE LEBER KRANK IST?

Zahlreiche Lebererkrankungen beginnen mit einer Hepatitis, einer Leberentzündung. Dabei unterscheidet man die akute und die chronische Hepatitis. Weitere Stadien der Erkrankung sind dann die Leberfibrose und die Leberzirrhose.

!

Die Gelbsucht ist ein häufig auftretendes Symptom für verschiedene Lebererkrankungen.

Ein häufig auftretendes Symptom für verschiedene Lebererkrankungen ist die Gelbsucht, die auch Ikterus genannt wird. Zum Ikterus gehören eine Gelbfärbung von Haut und Schleimhäuten sowie der Bindehaut des Auges und eine erhöhte Konzentration von Bilirubin, dem Abbauprodukt des roten Blutfarbstoffs Hämoglobin. Der gestörte Bilirubinstoffwechsel führt zum Ikterus. Ein oft vorkommendes Phänomen ist die Gelbfärbung der Augen infolge einer leichten Bilirubinerhöhung – die Erkrankung wird Morbus Meulengracht genannt. Rund neun Prozent der Bevölkerung, meist Männer, sind davon betroffen. Es ist aber ein harmloser Enzymeffekt ohne gesundheitliche Auswirkungen, der keiner Therapie bedarf.

Notizen aus dem Untergrund

Der große russische Dichter Fjodor M. Dostojewski (1821 bis 1881) macht sich in seinen „Notizen aus dem Untergrund" Sorgen: „Ich glaube, meine Leber ist krank. Übrigens habe ich keinen blassen Dunst von meiner Krankheit und weiß gar nicht mit Sicherheit, was an mir krank ist. Für meine Gesundheit tue ich nichts und habe auch nie etwas dafür getan, obwohl ich vor der Medizin und den Ärzten alle Achtung habe ... Wenn ich nichts für meine Gesundheit tue, so geschieht es aus Bosheit, und ist die Leber krank, dann mag sie noch ärger krank werden." Dostojewski starb 1881 im Alter von knapp 60 Jahren – allerdings an einem Lungenemphysem.

Die akute Hepatitis

Die erste Phase einer Leberentzündung wird akute Hepatitis genannt. Der Auslöser einer solchen Hepatitis kann sehr verschieden sein. Mögliche Ursachen, die zu einer akuten Leberentzündung führen können, sind zum Beispiel Hepatitisviren, Alkohol und Medikamente. Allerdings nehmen die Patienten diese erste Phase einer Lebererkrankung häufig gar nicht bewusst wahr, da die Symptome sehr unspezifisch sein können. Hierzu zählen Müdigkeit, Abgeschlagenheit eventuell auch ein Druckschmerz im rechten Oberbauch. Diese Symptome werden von den Patienten oft als „Grippe“ gedeutet und nicht weiter beachtet. In einigen Fällen kann es bei einer akuten Lebererkrankung aber auch zu ganz typischen Anzeichen kommen. Den Patienten fällt zunächst eine Gelbverfärbung der Augen und später eventuell der Haut auf. Zusätzlich kann der Stuhl während dieser Zeit fast weiß erscheinen und der Urin sehr dunkel verfärbt sein. Manche Patienten geben auch Juckreiz an.

!

In der Anfangsphase treten Symptome wie Müdigkeit, Abgeschlagenheit und ein Druckschmerz im rechten Oberbauch auf.

Die chronische Hepatitis

In der Regel verschwinden die Symptome der akuten Hepatitis nach einer gewissen Zeit ohne Zutun eines Arztes. Die Patienten fühlen sich wieder besser und haben das Gefühl, dass die Erkrankung überstanden sei. Häufig beginnt nun allerdings die zweite Phase der Lebererkrankung. Die zunächst akute Leberentzündung wird chronisch, das heißt, sie ist dauerhaft vorhanden. Die Entzündung ist jetzt mehr oder weniger stark ausgeprägt. Das wird von den Patienten häufig gar nicht bemerkt, da eine chronische Leberentzündung fast ohne Symptome auskommt. Symptome, die häufig auftreten, sind starke Müdigkeit trotz ausreichendem Schlaf und ein Druckschmerz im Oberbauch.

!

Bei einer chronischen Leberentzündung gibt es kaum Symptome.

Nun kommt es durch die dauerhafte Entzündung in der Leber zu einem langsamen Umbau. Gesunde funktionsfähige Leberzellen werden durch „Bindegewebszellen“ ersetzt. Diese Zellen können dann allerdings nicht mehr die Aufgaben der ursprünglichen Leberzellen übernehmen.

Die Leberzirrhose

!

Durch die Zirrhose werden alle Funktionen des Organs gestört – ein irreparabler Schaden entsteht.

Wenn die chronische Lebererkrankung nicht ausreichend therapiert werden kann beziehungsweise zu spät entdeckt wurde, kann die Erkrankung nach Jahren in das Endstadium einer chronischen Lebererkrankung übergehen. Hier besteht die Leber zum großen Teil aus „Bindegewebszellen“ und nur noch aus wenigen ursprünglichen Leberzellen. Diesen Zustand der Leber nennt man eine Leberzirrhose.

Durch die Zirrhose werden alle Funktionen des Organs gestört, von der Entgiftung und dem Eiweißaufbau bis hin zur Speicherung von Kohlenhydraten oder der Bildung von Gallensäure. Die fortgeschrittene Leberzirrhose ist in der Regel nicht umkehrbar, auch wenn es in einigen wenigen Fällen bei der richtigen Therapie Hoffnung auf Besserung gibt.

Da Vinci und die Leberzirrhose
Leonardo da Vinci (1452 bis 1519) war ein vielseitiger Künstler und Wissenschaftler. So nahm da Vinci 1508 in Florenz an der Autopsie eines über Hundertjährigen teil, wobei er auch Zeichnungen zur Gefäßanatomie der Leber anfertigte. Seine Anmerkungen zur Zeichnung „del vecchio“ gelten als erste makroskopische Beschreibung einer Leberzirrhose.

!

Eine Leberzirrhose entwickelt sich über Jahre bis Jahrzehnte hinweg, anfangs völlig ohne Symptome.

Eine Leberzirrhose entwickelt sich typischerweise über lange Jahre bis Jahrzehnte und dazu zunächst in tückischer Ruhe. Der Untergang der Leberzellen verläuft anfangs völlig ohne Symptome, dann macht sich eine Leberzirrhose unter anderem durch Müdigkeit, Gewichtsverlust und allgemein nachlassende Leistungsfähigkeit bemerkbar. Bei vielen Menschen zeigen sich ansonsten noch keine Komplikationen, bei einer anderen Gruppe aber sehr wohl.

Die Leberzirrhose schädigt wegen der mangelnden Entgiftung Hirn und Nerven, die Blutgerinnung wird eingeschränkt. Die Betroffenen bemerken zu diesem Zeitpunkt vielleicht, dass sie länger bluten beziehungsweise zu „blauen Flecken" neigen. Es kann zu Problemen mit der Konzentration und dem Gedächtnis kommen, sodass eigentlich bekannte Telefonnummern nicht mehr spontan erinnert werden. Weitere Folgen können Gelenkschmerzen sein, infolge des erhöhten Bilirubinwerts wird der Urin dunkel. Bei Männern kann die Potenz leiden. Charakteristische Beschwerden sind auch die „Leberhautzeichen" wie rote Handballen, Verminderung der Körperbehaarung, die Gelbfärbung von Augen und Haut. Im Bereich von Hals und Oberkörper können die „Gefäßspinnen" (spider naevus) auftreten. Das sind punktartige Knötchen, von denen aus sich kleine Gefäße wie ein Spinnennetz nach außen ziehen. Den Verdacht auf eine Leberzirrhose legen auch Erscheinungen wie Weißnägel, Trommelschlegelfinger, auffallend gerötete Lippen nahe.

Auf der Haut bilden sich Knötchenflechten, die Augen können unter Austrocknung leiden. Das Nervensystem wird massiv

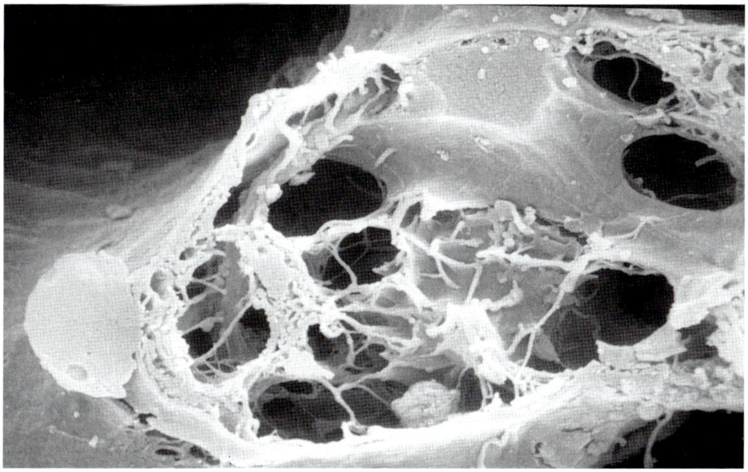

Zelltod: Der durch den Zelltod einer einzelnen Leberzelle entstandene Hohlraum wird durch die gerüstartigen Fortsätze einer Bindegewebszelle stabilisiert. Eine neue Leberzelle kann hier einwachsen. (Rasterelektronenmikroskopaufnahme: Franz-Josef Vonnahme, Hameln)

!

Die Zirrhose betrifft neben der Leber auch andere Organe wie die Gelenke, Haut, Augen oder das Nervensystem.

angegriffen, es kommt zu chronischer Tagesmüdigkeit, Konzentrationsschwäche und Depressionen. Die Schilddrüse kann erkranken, den Nierenkörperchen der Niere droht eine Entzündung. Beobachtet werden auch Schädigungen des Knochenmarks sowie Entzündungen des Darms, von Arterien und Venen. Dazu kommt der hepatische Pruritus (ein ausgeprägter Juckreiz, der entsteht, weil sich die Gallensäure in der Haut ablagert). Im Endstadium der Zirrhose können weitere gravierende Komplikationen auftreten.

Ösophagusvarizen (Krampfadern in der Speiseröhre)

Im Verlauf der Leberschädigung entsteht ein hoher Widerstand für den Blutfluss durch die Leber. Dadurch kommt es zu einem Blutstau vor der Leber, das Blut sucht sich andere Wege. So entstehen zum Beispiel Krampfadern in der Speiseröhre (Ösophagusvarizen), die sehr gefährlich sind, weil sie im Verlauf der Leberzirrhose zu Blutungen führen können. Diese Blutungen sind lebens-

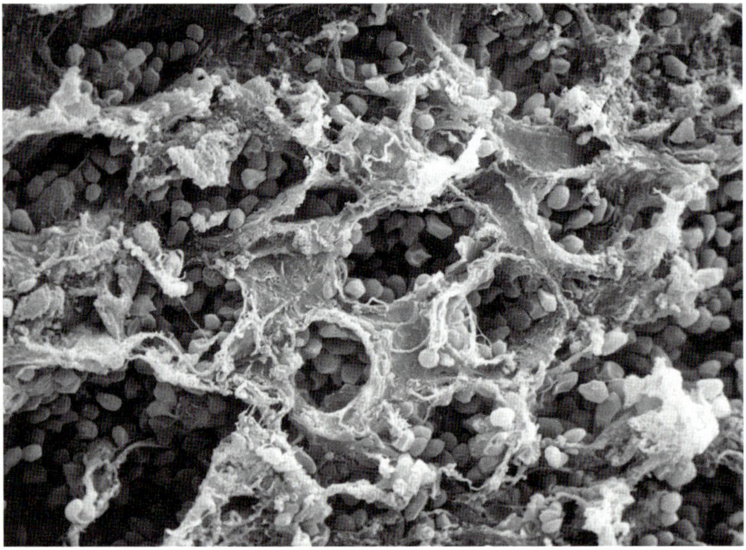

Zelluntergang: Blutzellen füllen die Hohlräume abgestorbener Leberzellen aus. Dazwischen liegend erkennt man das Gerüst der Lebergefäße, die zum Teil noch durchblutet sind. (Rasterelektronenmikroskopaufnahme: Franz-Josef Vonnahme, Hameln)

bedrohlich. Jeder dritte Patient, der damit die Intensivstation erreicht, stirbt trotz Eingriff; wer überlebt, schwebt in großer Gefahr, dass die Blutung wiederkommt. Das Abbinden der Krampfadern (Ligatur) dient der Behandlung der Blutung und wird zum Teil auch eingesetzt, um eine erneute Blutung zu verhindern. Diesem Zweck dienen alternativ auch Tabletten. Um das Blutungsrisiko in Speiseröhre und dem Magen-Darm-Bereich zu minimieren, sind die rechtzeitige Unterbindung von Krampfadern der Speiseröhre und die Behandlung von Magengeschwüren angezeigt. Ganz wichtig ist eine regelmäßige Vorsorgeuntersuchung auf Krampfadern der Speiseröhre. Bei akuten Blutungen muss der Patient sofort ins Krankenhaus. Dort entfernt man die Blut- und Eiweißreste möglichst schnell aus dem Darm, unterbindet jede weitere Zufuhr von Eiweiß und setzt Antibiotika ein, um die Bakterien im Organismus am Umbau der Eiweiße zu Ammoniak zu hindern. Auch Aminosäuren (L-Ornithin-L-Aspartat) und Lactulose wirken positiv auf den Darm ein.

!

Im weiteren Verlauf kommt es zum Blutstau vor der Leber, das Blut sucht sich andere Wege. Es entstehen Krampfadern in der Speiseröhre.

Aszites (Bauchwassersucht)

Eine weitere Folge der Leberzirrhose kann die Bildung eines Aszites (Bauchwassersucht) sein, einer Flüssigkeitsansammlung in der freien Bauchhöhle – quasi durch „Auspressen von Wasser" aus den Blutgefäßen. Das Bauchwasser kann sich in Gestalt einer spontan bakteriellen Peritonitis (SBP) gefährlich entzünden. Diese Erkrankung ist eine der häufigsten Todesursachen von Patien-

Klinische Folgen einer Leberzirrhose: Ösophagusvarizen (Blick mit dem Endoskop in die Speiseröhre), Aszites, Spider naevus, Trommelschlegelfinger (von links nach rechts).

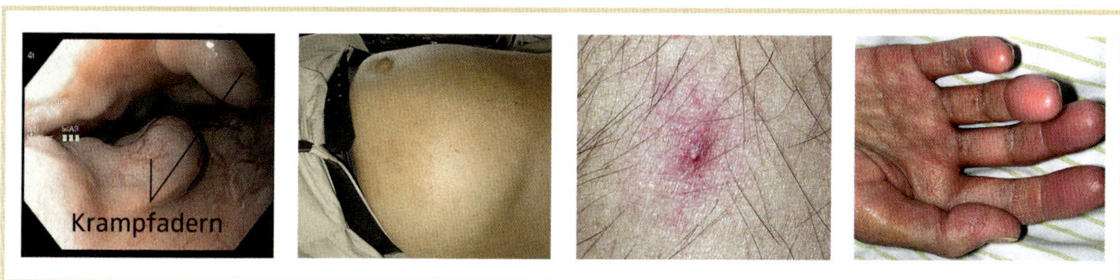

!

Die Entzündung des Bauchwassers (SBP) ist eine der häufigsten Todesursachen bei Leberzirrhose.

ten mit Leberzirrhose. In leichten und mittelschweren Fällen hilft hier die medikamentöse Therapie, unter anderem durch die Gabe eines Entwässerungsmittels. In schweren Fällen kann der Arzt die Flüssigkeit abpunktieren. Oder man legt einen TIPS – das ist ein Eingriff, mit dem eine Verbindung von Pfortader und Lebervene durch die Leber hindurch geschaffen wird.

Hepatische Enzephalopathie

Die Hepatische Enzephalopathie, eine Funktionsstörung des Gehirns, tritt im Endstadium einer Leberzirrhose auf. Die Leber kann Giftstoffe wie Ammoniak nicht mehr ausfiltern. Da die Leber ohnehin schon krank ist, hat der Körper in seiner Not für das Blut Umgehungskreisläufe an der Leber vorbei gebildet. Die fatale Folge: Die Leber hat gar keine Möglichkeit mehr, das Blut zu entgiften, auch wenn sie es könnte. Die Giftstoffe gelangen ins Gehirn, wo sie wie ein Narkotikum wirken: Bei niedrigen Konzentrationen wird der Mensch schläfrig, unkonzentriert und langsam. Diese Konzentrationseinschränkungen gehen auch mit einer erhöhten Unfallgefahr einher. Gerade in der Frühphase solch einer Enzephalopathie können Symptome noch weitestgehend unbemerkt bleiben. Bei vielen Menschen kann aber bereits in dieser Phase eine Einschränkung der Fahrtüchtigkeit vorliegen. Deswegen ist Vorsicht geboten. Mit zunehmender Konzentration der Giftstoffe im Gehirn kommt es dann zu einer deutlichen Eintrübung. Im Endstadium können Betroffene trotz Schmerzreiz nicht mehr aufgeweckt werden. Häufigster Auslöser einer schnell zunehmenden Enzephalopathie ist der verstärkte Anfall von Eiweißen im Darm. Dies kann durch ein üppiges Festmahl, aber auch durch eine Blutung aus den Krampfadern der Speiseröhre, des Magens oder des Darms bedingt sein – 100 Gramm Blut enthalten allein 20 Gramm Eiweiß! Dieses Eiweiß wird von den Darmbakterien zu Ammoniak umgewandelt und gelangt durch die Darmwand in den Blutkreislauf.

!

Im Endstadium kann die Leber das Blut nicht mehr entgiften: Die Giftstoffe gelangen direkt ins Gehirn.

Patienten mit Leberzirrhose sollten jedoch nicht aus Angst vor einer hepatischen Enzephalopathie auf Eiweißzufuhr verzichten oder diese stark reduzieren. Eiweiß ist der Muskelaufbaustoff und viele Patienten mit fortgeschrittener Leberzirrhose leiden an Muskelschwund – eine verminderte Eiweißaufnahme würde dies verschlimmern. Wer keine Enzephalopathie hat, kann in normalen Mengen Eiweiß zu sich nehmen, nur bei einer chronischen Enzephalopathie muss über eine Reduktion nachgedacht werden.

Erst wenn mehr als 80 Prozent des gesunden Lebergewebes verloren sind, kommt es zur Ausbildung einer typischen Symptomatik. Der Arzt stellt die Leberzirrhose durch Tasten der Leber und Milz, durch Labortests und eine Ultraschalluntersuchung fest. Die definitive Diagnose erfolgt durch eine Biopsie oder eine Bauchspiegelung.

Bis vor Kurzem wurde das Stadium einer Leberzirrhose als irreversibel (nicht rückbildungsfähig) angesehen. Seit einigen Jah-

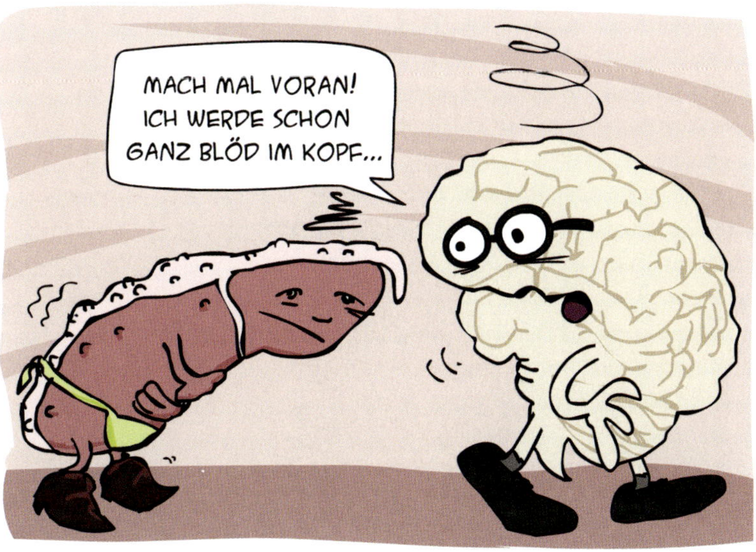
MACH MAL VORAN!
ICH WERDE SCHON
GANZ BLÖD IM KOPF...

Wenn die Leber ihre Entgiftungsfunktion nicht mehr wahrnehmen kann, droht die hepatische Enzephalopathie.

!

Die Behandlungsmöglichkeiten der Leberzirrhose sind begrenzt.

ren hat sich aber gezeigt, dass in gewissen Fällen die Leber zumindest im Anfangsstadium der Zirrhose doch noch ein gewisses Rückbildungs- und Erholungspotenzial hat. Dieses kann sich aber nur entfalten, wenn es konsequent gelingt, die auslösende Ursache (Hepatitisviren, Alkohol etc.) zu beseitigen.

Wenn eine Rückbildung der Zirrhose nicht erreicht wird, besteht immerhin die Hoffnung, durch eine entsprechende Therapie und den kompletten Verzicht auf lebertoxische Substanzen die Leber in ihrem aktuellen Stadium „einzufrieren", ein weiteres Fortschreiten der Erkrankung zu verhindern. Gelingt auch dies nicht, sei es durch Therapieversagen oder weiteren konsum, ist im Lauf der Zeit mit dem kompletten Funktionsverlust der Leber zu rechnen. Dann ist der Tod unausweichlich, es sei denn, eine Lebertransplantation rettet das Leben des Patienten.

„Schade, schade"

Den Komponisten Ludwig van Beethoven (1770 bis 1827) plagten zeitlebens schwere Krankheiten, von der Taubheit bis hin zu Magenkrämpfen. Als er 1827 mit nur 56 Jahren starb, zeigte er die klassischen Symptome einer Leberzirrhose. Er litt unter Wassersucht (Aszites), weshalb er von seinen Ärzten immer wieder punktiert wurde (Aszitespunktion). Die Wunden wurden mit Bleiseife verklebt – das war kein böser Wille, sondern damaliger Stand der Therapie. Damit ist es aber wahrscheinlich zusätzlich zu einer schleichenden Bleivergiftung gekommen. Der Leichenschaubefund zeigte, dass er an einer Leberzirrhose und Entzündung des Bauchwassers (spontane bakterielle Perionitis) litt und verstarb. Die Leberzirrhose war das Ergebnis seines exzessiven Verbrauchs an Wein und Bier über die Jahrzehnte hinweg. Beethoven wuchs in einer Alkoholikerfamilie auf, schon als Elfjähriger sprach er dem Wein zu. Drei Tage vor seinem Tod kam noch eine Weinsendung ins Haus. Beethoven kommentierte auf dem Krankenbett: „Schade, schade – zu spät", das waren seinen letzten Worte.

In Deutschland sterben jährlich mindestens 18 000 Menschen an den Folgen einer Leberzirrhose, wobei die Fallzahlen steigen – eine Ursache ist der nach wie vor weitverbreitete Alkoholmissbrauch. Gerade bei Männern ist die Sterblichkeit durch alkoholbedingte Leberzirrhose signifikant erhöht. In Europa zählt die Leberzirrhose bei Erwachsenen zwischen 30 und 50 zu den vier häufigsten krankheitsbedingten Todesursachen.

!

Da der Leberzellkrebs keine Frühsymptome zeigt, wird er oft zu spät entdeckt.

Der Leberzellkrebs

Der Leberzellkrebs gehört zu den fünfthäufigsten Karzinomen des Mannes. In Asien ist Leberzellkrebs die dritthäufigste Todesursache bei Männern. In Europa ist ein dramatischer Anstieg von Leberzellkrebs zu beobachten. Für 2020 rechnet man mit einem Höhepunkt der Fallzahlen – unter anderem als Folge der Virushepatitis, mit der sich in den 1970er-Jahren sehr viele Menschen infizierten. Auch in Deutschland erkranken viele Menschen an Leberzellkrebs. Die Therapie hat beträchtliche Fortschritte gemacht, denn heute sind die Tumoren heilbar, wenn sie früh behandelt werden. Dazu eignen sich Diagnoseverfahren wie der Tumormarker Alpha-1-Fetoprotein (AFP) und die Sonografie.

Das Leberzellkarzinom (Hepatozelluläres Karzinom, HCC) ist eine bösartige Erkrankung, die sich direkt aus den Leberzellen entwickelt, meist auf Basis einer Leberzirrhose. Die Leber kann aber auch von einem Krebs in anderen Organen befallen werden, der Metastasen ausstreut. Auch die Gallengänge können von einem bösartigen Tumor (Cholangiozelluläres Karzinom, CCC) befallen werden. Nicht jeder Lebertumor ist bösartig. Es gibt auch gutartige Lebertumoren wie Zysten, Hämangiome, Adenome, Fokal Noduläre Hyperplasien (FNH) oder Blutschwämmchen.

Bei bösartigen Tumoren kann man im Frühstadium einen Teil der Leber mit einem „Sicherheitsabstand“ entfernen (Leberteilre-

!

Bei nicht zirrhotischen Lebern kann man bis zu 80 Prozent der befallenen Leber entfernen, das Organ wächst wieder nach.

sektion). Bei nicht zirrhotischen Lebern können bis zu 80 Prozent der Leber operativ entfernt werden, das Organ wächst wieder nach.

Im Spätstadium bleiben weniger Optionen, die das Leben verlängern können, aber nicht zur Heilung führen. Da gibt es zum Beispiel das PEI-Verfahren (perkutane Ethanolinjektion). Dabei wird Alkohol in den Tumor gespritzt, um die Tumorzellen abzutöten. Bei der Radiofrequenzablation (RFA) wird eine Sonde in den Tumor gesteckt, um ihn mittels Radiofrequenz, Laser oder Mikrowelle zu zerstören. Die transarterielle Chemoembolisation (TACE) ist für größere Tumoren geeignet. Über die Leberarterie wird ein Katheter bis in die Gefäße vorgeschoben, die für die Versorgung des Lebertumors zuständig sind. In diese wird ein Chemotherapeutikum gespritzt, abschließend werden die Gefäße durch kleine Kügelchen oder andere Substanzen verschlossen. Der Tumor ist somit zum einen „vergiftet“ und zum anderen von der Gefäßversorgung abgeschnitten. Dann hofft der Arzt, dass der Tumor abstirbt, was leider häufig nicht vollständig gelingt.

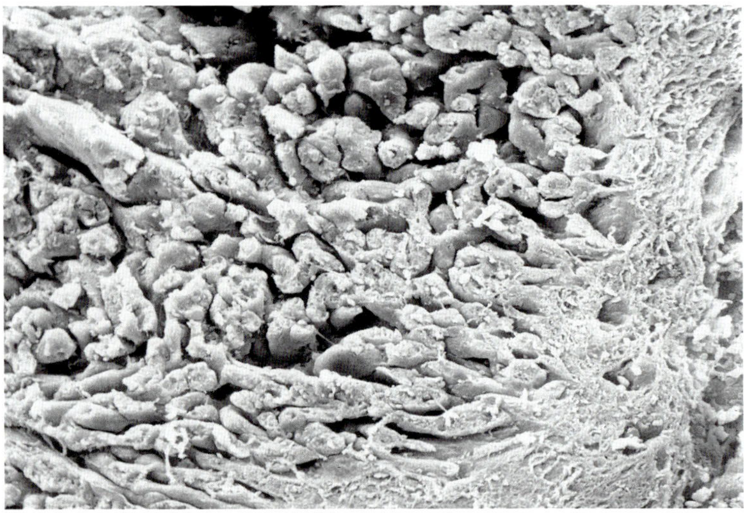

Leberzellkrebs (HCC): Beim Leberzellkrebs hat sich die Gewebsstruktur vollständig geändert. Die wuchernden Zellkomplexe treten hier als deutlich erkennbare Bälkchen oder Haufen auf. Die Gefäßräume sind eng. (Rasterelektronenmikroskopaufnahme: Franz-Josef Vonnahme, Hameln)

Eine besondere Variante ist die Selektive Interne Strahlentherapie (SIRT). Wie bei der TACE werden mit einem Betastrahler beladene Kügelchen in die tumorversorgenden Gefäße gespritzt.

Sorafenib heißt ein modernes Chemotherapeutikum, das in Tablettenform gegeben wird. Es verlängert als eine der wenigen Substanzen die Lebenserwartung bei Leberkrebs.

Weitere neue Medikamente, die speziell das Gefäß- und Zellwachstum des Tumors hemmen, sind in Erprobung, erste Ergebnisse sind vielversprechend. Für die nächsten Jahre ist daher mit der Zulassung zusätzlicher Substanzen zu rechnen. Die schwierige Behandlung des Leberzellkrebses wird sich damit vermutlich

!

Die Lebertransplantation ist oft die einzige Therapiemöglichkeit, die zur vollständigen Heilung führen kann.

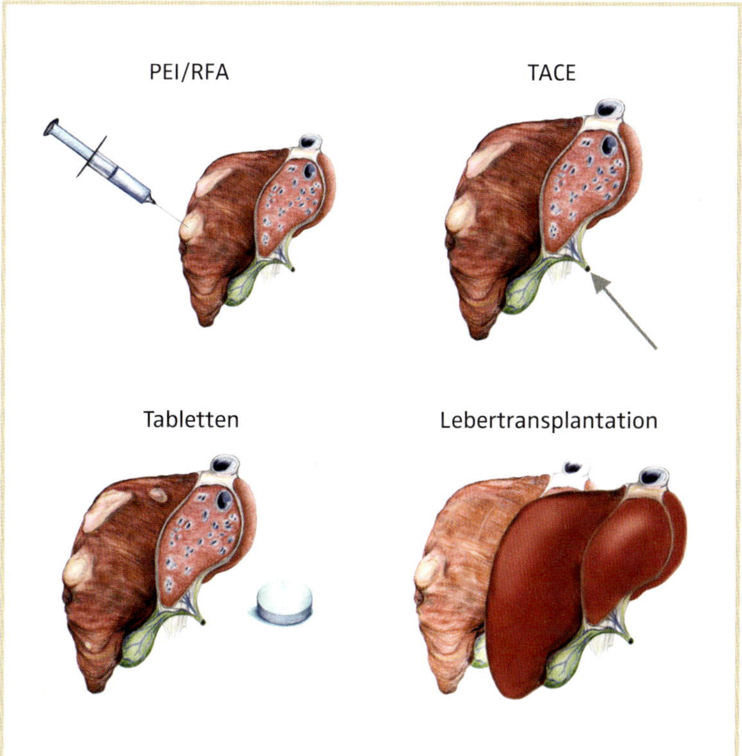

Mögliche Therapien des Leberzellkrebses.

deutlich verbessern. Alle erwähnten Verfahren können miteinander verbunden werden, optimale Kombinationen werden aktuell in Studien erprobt.

Die letzte Möglichkeit für die Patienten besteht dann in einer Lebertransplantation (siehe Kapitel „Die Lebertransplantation"). Ist der Krebs noch nicht zu weit fortgeschritten, kann durch die Transplantation sogar eine Heilung erreicht werden. Bei großen Tumoren oder wenn der Krebs gestreut hat, ist eine Lebertransplantation nicht mehr möglich.

!

Die Heilungschancen bei diesem seltenen Tumor sind derzeit sehr schlecht, da er oft zu spät entdeckt wird.

Das Gallengangkarzinom

Wenn die Gallenwege immer wieder oder sehr lange entzündet sind, kann es zur Entstehung eines Gallengangkarzinoms kommen. Dieser Tumor ist relativ selten. Die Heilungschancen sind derzeit sehr schlecht. Häufig wird dieser Tumor erst spät entdeckt, sodass eine Operation keine Therapiemöglichkeit mehr darstellt. In diesen Fällen kann man mit einer Chemotherapie und/oder mit der Einlage von Stents („Gefäßstützen") in die Gallenwege unter Umständen eine geringe Verlängerung der Lebenserwartung beziehungsweise eine Verbesserung der Lebensqualität erzielen. Einige Zentren in Deutschland wenden eine besondere Behandlungsform an: die photodynamische Therapie. Hierbei wird eine Substanz über die Vene gespritzt, die von den Krebszellen aufgenommen wird und nach einer Beleuchtung mit einer speziellen Lichtquelle die Zellen zerstört. Die Beleuchtung erfolgt über ein besonderes Endoskop, das direkt in den Gallengang geschoben wird.

WAS MACHT MEINE LEBER KRANK? WAS KANN MAN DAGEGEN TUN?

Wer auf sein Gewicht achtet, wer sich gesünder ernährt, wer seinen Alkoholkonsum kontrolliert und wer etwas für seine körperliche Fitness tut, der hat gute Chancen auf Heilung einer Lebererkrankung. Selbst vergrößerte Lebern gehen nach wenigen Wochen bis Monaten eines bewusst gesunden Lebens wieder auf Normalmaß zurück.

Die Vielzahl der Lebererkrankungen lässt sich grob in folgende Sektoren unterteilen:

- Fettleber
- Leberentzündung infolge einer Virusinfektion (Virushepatitis)
- Speicherkrankheiten
- Autoimmunerkrankungen der Leber
- Gallenwegserkrankungen
- Gefäßerkrankungen der Leber (vaskuläre Erkrankungen)
- Erkrankungen aufgrund von Giften/Medikamenten
- Gallensteine

Fettleber

!

Es lohnt sich immer, den Alkoholkonsum zu reduzieren, in jedem Stadium – es gibt kein „zu spät".

Bei der Fettleber wird zwischen der nicht-alkoholischen und der alkoholischen unterschieden. Das Rezept, diese Fettleber wieder loszuwerden und die Gefahr auszuschalten, dass sich die Leber entzündet, ist denkbar simpel. Wir können es nicht oft genug sagen: Wer auf sein Gewicht achtet, wer sich gesünder ernährt, wer seinen Alkoholkonsum kontrolliert und wer etwas für seine körperliche Fitness tut, hat gute Chancen. Die Leber ist ein „dankbares" Organ. Selbst mächtig aufgequollene Lebern geben nach wenigen Wochen bis Monaten eines bewusst gesunden Lebens wieder auf Normalmaß zurück.

Ein paar grundlegende Änderungen im Lebensstil lohnen sich. Immerhin weisen rund 75 Prozent aller Übergewichtigen und jeder zweite Diabetiker eine Fettleber auf. Die Ursache von Diabetes und Fettleber ist ähnlich: In beiden Fällen ist die Insulinwirkung in den Zellen abgeschwächt.

Stark Übergewichtige sind gegenüber Normalgewichtigen einem sechsmal höheren Risiko ausgesetzt, dass ihre Fettleber am Ende in einen chronischen Schrumpfungsprozess mündet.

Der falsche Lebensstil ist eine der Hauptursachen für eine kranke Leber, eine zweite ist „König Alkohol“. Wie auch in anderen Kapiteln vermerkt, sind die Grenzwerte für ein gefahrloses Genießen alkoholischer Getränke sehr niedrig. Daran sollte man sich bei jedem Glas erinnern. Wer spürt, dass mit seinem Trinkverhalten etwas nicht stimmt, sollte sich ärztlich beraten lassen. Übrigens: Auch Rauchen ist schlecht für die Leber!

Zusätzlich zur Änderung des Lebensstils können auch medikamentöse Therapien helfen. Diabetiker vom Typ 2 erhalten manchmal orale Antidiabetika, unter Umständen aber auch eine Insulintherapie. Die Gabe von Insulin wird ständig verfeinert, um noch punktgenauer zu wirken. Empfehlenswert sind auch Vitamine. Im experimentellen Stadium ist die Entwicklung von Anti-Fibrose-Präparaten. Das sind Substanzen, die den Prozess der fortschreitenden Vernarbung der Leber hemmen sollen.

!

Vitamin E hat einen günstigen Einfluss auf die Verfettung oder Entzündung der Leber.

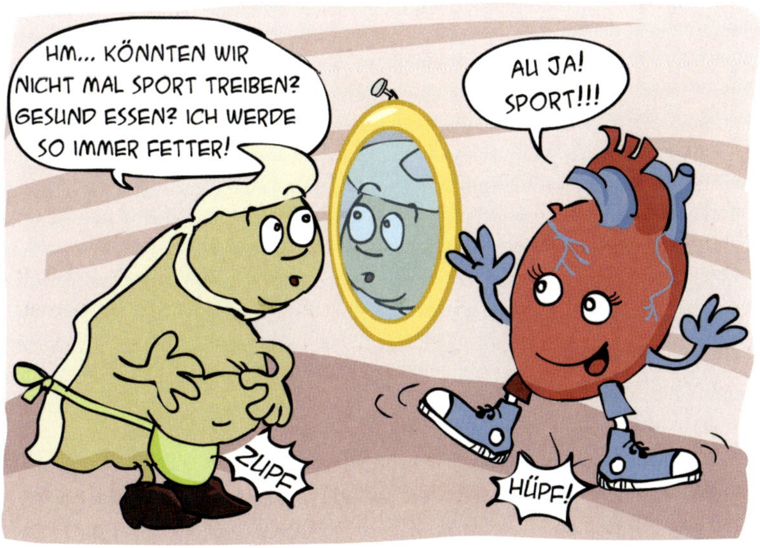
HM... KÖNNTEN WIR NICHT MAL SPORT TREIBEN? GESUND ESSEN? ICH WERDE SO IMMER FETTER!
AU JA! SPORT!!!
ZUPF
HÜPF!

Auch die Leber profitiert von gesundem Lebenswandel.

Fünf Viren greifen an: Hepatitis A, B, C, D, E

!

Die akute Virushepatitis ist weltweit die häufigste Ursache von Gelbsucht und Leberversagen.

Vielfach unterschätzt, aber extrem häufig, ist die Beeinträchtigung der Leberfunktion durch eine virale Entzündung. Ausgelöst wird die akute Virushepatitis durch mindestens fünf verschiedene Viren – die Hepatitisviren A, B, C, D und E. Hepatitis A und E werden über verunreinigte Nahrungsmittel und Schmierinfektionen übertragen – sie heilen in der Regel ohne Behandlung wieder aus. Hepatitis A und E sind Reisekrankheiten; in Ländern mit guten sanitären Einrichtungen ist die Ansteckungsgefahr gering.

Die Hepatitisviren B, C und D werden durch direkten Kontakt mit Blut und anderen Körperflüssigkeiten übertragen, wenn diese die Haut oder Schleimhaut durchdringen. Dies kann bei sexuellen Kontakten oder intravenösem Drogenmissbrauch geschehen. Eine Ursache können auch Blutübertragungen sein, die vor 1990 erfolgten. Aktuell wird jedes Blutprodukt direkt auf Hepatitisviren getestet, womit praktisch keine Übertragung von Hepatitisviren durch Blutprodukte in Deutschland möglich ist.

Der „Leberfleck"
Wucherungen von pigmentbildenden Zellen der Haut werden in der Umgangssprache oft als „Leberfleck" bezeichnet. Der Name Leberfleck rührt vom bräunlichen, leberähnlichen Farbton der Wucherung her. Leberflecken sind meist harmlos, doch man sollte pigmentierte Hautwucherungen vom Hautarzt untersuchen lassen – bei bestimmten Leberflecken besteht das Risiko der Entstehung von Hautkrebs. Leberflecken sind kein Symptom von Lebererkrankungen.

Hepatitis A

Die Hepatitis A ist eine Virusinfektion der Leber, die durch das Hepatitis-A-Virus hervorgerufen wird. Das Virus wird fäkal-oral übertragen, das heißt entweder über direkten Kontakt mit Infizierten oder über verunreinigte Nahrungsmittel. Die Infektion mit dem Hepatitis-A-Virus kann eine akute Hepatitis hervorrufen, die nur in äußerst seltenen Fällen zu einem akuten Leberversagen führen kann. Dies wird dann oft bei älteren Menschen beobachtet.

Die Hepatitis A gilt als Reisekrankheit, die Gefahr einer Infektion besteht vor allem in Ländern mit geringen Hygienestandards, in denen eine Hepatitis A häufig vorkommt. Für Menschen, die eine Reise in diese Gebiete planen, die in medizinischen Berufen arbeiten oder aus anderen Gründen ein höheres Risiko haben, sich mit Hepatitis A anzustecken, besteht die Möglichkeit einer Impfung. Diese hat praktisch keine Nebenwirkungen und bietet einen lebenslangen Schutz gegen eine Infektion mit dem Hepatitis-A-Virus.

!

Die Erkrankung heilt in der Regel von selbst aus. Eine spezielle Behandlung ist nicht notwendig.

Hepatitis B

Weltweit gibt es rund 300 Millionen Träger des Hepatitis-B-Virus. In Deutschland tragen wahrscheinlich bis zu 650 000 Menschen den Hepatitis-B-Virus in sich, jährlich werden mehrere Tausend Neuinfektionen gemeldet. Die Ansteckungsgefahr bei der Hepatitis-B-Virusinfektion ist sehr hoch, doch es steht eine effektive Impfung zur Verfügung.

Die Behandlung der chronischen Hepatitis B hat zuletzt sehr große Fortschritte gemacht. Eingesetzt werden auf der einen Seite Interferone, die das Immunsystem beeinflussen und die Virusvermehrung hemmen. Hiermit kann man bei einigen Patienten teilweise eine „Immunkontrolle" erreichen. Auf der anderen Seite sind in den letzten 15 Jahren mehrere Medikamente in Tablettenform entwickelt worden, die die Virusvermehrung sehr effektiv eindämmen. Mit der Einnahme einer Tablette täglich kann der Patient ganz gut leben, da diese Medikamente so gut wie keine Nebenwirkungen haben und praktisch immer wirken. Allerdings

!

Die chronische Hepatitis B ist enorm gefährlich, sie führt oft zu Leberzirrhose oder Leberzellkrebs.

!

Eine regelmäßige Tabletteneinnahme ist unbedingt erforderlich, da sonst die Medikamente nicht mehr wirken.

ist eine regelmäßige Tabletteneinnahme unbedingt erforderlich, weil sonst das Virus „resistent" werden kann, das heißt, dass die Medikamente nicht mehr wirken.

Eine bisher ungeklärte Frage ist, wie lange die Medikamente eingenommen werden müssen. Denn die Medikamente bewirken nur eine Hemmung der Virusvermehrung, nicht aber eine Virusausheilung. Grundsätzlich ist die Entwicklung von Medikamenten gegen das Hepatitis-B-Virus einer der größten Erfolge in der Bekämpfung von Lebererkrankungen überhaupt. Während Ende der 1990er-Jahre die meisten Patienten mit fortgeschrittener Hepatitis B verstorben sind, können heute fast alle Patienten erfolgreich behandelt werden. Dadurch ist der Anteil der Hepatitis-B-Patienten mit einer Transplantation in den letzten Jahren stark zurückgegangen.

Auf Hepatitis B untersucht werden sollten in jedem Fall Neugeborene von Müttern mit einer Hepatitis-B-Virusinfektion, Migranten, Homosexuelle, Geschlechtspartner von Personen mit ei-

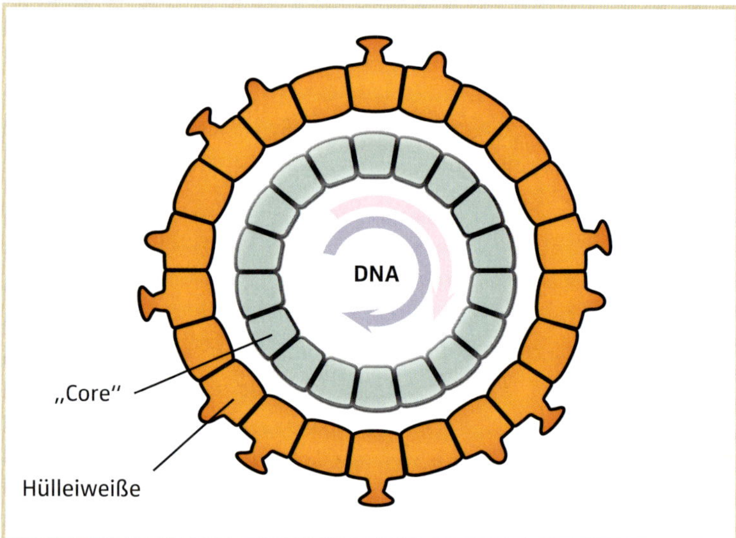

Modell eines Hepatitis-B-Virus.

ner Hepatitis-B-Virusinfektion und Drogenabhängige. Beim ungeschützten Geschlechtsverkehr ist das Hepatitis-B-Virus extrem infektiös. Die Hepatitis B ist somit auch als sexuelle übertragbare Erkrankung oder „Geschlechtskrankheit" anzusehen. Nicht geimpfte Menschen sollten daher Kondome beim Geschlechtsverkehr benutzen, um eine Infektion zu vermeiden. Insgesamt hatten schon rund zwei Milliarden Menschen, also ein erheblicher Teil der Weltbevölkerung, Kontakt mit Hepatitis B.

Hepatitis C

Mit dem Hepatitis-C-Virus sind weltweit bis zu 160 Millionen Menschen infiziert; allein in Deutschland sind etwa 500 000 Menschen betroffen. Gegen das Hepatitis-C-Virus existiert keine Impfung, ein Impfstoff ist in absehbarer Zeit auch nicht zu erwarten.

!

Die chronische Hepatitis C kann bei vielen Patienten zu einer Leberzirrhose und dann zu Leberzellkrebs führen.

Eine Infektion mit dem Hepatitis-C-Virus heilt nur in etwa 20 bis 50 Prozent der Fälle von selbst, also ohne eine spezielle Behandlung, aus. In 50 bis 80 Prozent kommt es hingegen zu einer chronischen, dauerhaften Infektion.

Erste Versuche, die Hepatitis-C-Virusinfektion zu behandeln, gab es bereits Mitte der 1980er-Jahre – damals wurde diese noch als Non-A-Non-B-Hepatitis bezeichnet. Nach der Entdeckung des Hepatitis-C-Virus 1988/1989 stellte man fest, dass Interferone zur Behandlung geeignet sind. Bei einer akuten Infektion können hiermit sehr hohe Heilungsraten von über 90 Prozent erreicht werden. Ist aber bereits eine chronische Infektion eingetreten, führt eine alleinige Therapie mit Interferon alpha nur noch in fünf bis 15 Prozent der Fälle zu einer Ausheilung. In den folgenden Jahren wurde zusätzlich der Wirkstoff Ribavirin gegeben und das Interferon so verändert, dass eine wöchentliche Gabe ausreichte. Damit konnte die Ausheilungsrate chronischer Infektionen auf 40 bis 90 Prozent gesteigert werden.

Diese unterschiedlichen Ansprechraten hängen vom Genotyp des Hepatitis-C-Virus ab. Die niedrigsten Heilungsraten (ca.

40 bis 50 Prozent) wurden beim Genotyp 1 erzielt, der allerdings unglücklicherweise in Europa und in den USA der häufigste Typ ist. Durch genaue Erforschung des Aufbaus und der Eigenschaften des Virus ist es gelungen, mögliche Angriffstellen zur Virushemmung zu finden. Mit Hilfe dieser Forschungsergebnisse konnten in der Folge immer neue Wirkstoffe gegen das Virus entwickelt werden. Die meisten dieser Wirkstoffe befinden sich noch in der klinischen Entwicklungsphase. Zwei Medikamente – sogenannte Proteaseinhibitoren – Boceprevir und Telaprevir, wurden aber im Jahr 2011 bereits zur Behandlung des HCV-Genotyps 1 zugelassen. Durch eine Behandlung mit einem der beiden Proteaseinhibitoren in Kombination mit Interferon und Ribavirin können heutzutage auch Patienten, die mit dem „ungünstigen" Genotyp 1 chronisch infiziert sind, in bis zu 80 Prozent der Fälle geheilt werden. Grundsätzlich ist es fast einmalig in der Medizin, dass mit einer Therapie eine chronische Virusinfektion wirklich

Modell eines Hepatitis C-Virus.

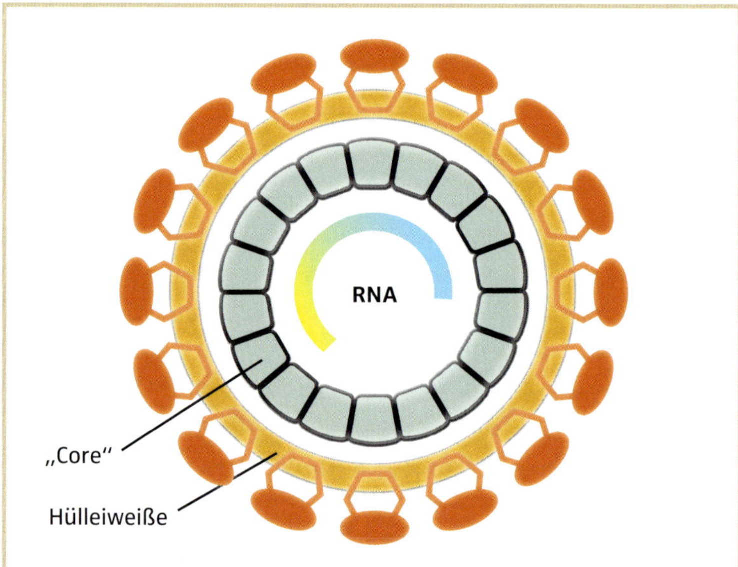

ausgeheilt wird. Medikamente gegen viele andere Viren, wie das Hepatitis-B-Virus, das Humane Immundefizienzvirus (HIV) oder Herpesviren, können zwar die Virusvermehrung hemmen, führen aber zu keiner Heilung.

Problematisch an der Therapie mit Interferon und Ribavirin sind die zum Teil ausgeprägten Nebenwirkungen. Hier sind vor allem grippeartige Symptome, Blutbildveränderungen und psychiatrische Nebenwirkungen zu nennen. Auch die bislang zugelassenen Proteaseinhibitoren sind nur in Kombination mit Interferon und Ribavirin wirksam. Die Nebenwirkungen sind hierbei teilweise auch noch stärker ausgeprägt. Dazu kommen weitere Probleme wie Hautausschläge und Blutarmut durch die neuen Substanzen. Eine Behandlung der Hepatitis C sollte daher idealerweise im Zusammenspiel von verschiedenen Fachärzten durchgeführt werden. Wegen der Nebenwirkungen können etwa 30 bis 50 Prozent der Erkrankten nicht behandelt werden. Daher ist die Entwicklung von neuen, interferonfreien Therapien dringend notwendig. Erste interferonfreie Behandlungen konnten im Rahmen von klinischen Studien bereits erfolgreich durchgeführt werden. Eine Zulassung ist allerdings frühestens ab 2014 zu erwarten.

An Hepatitis C Erkrankte haben bisweilen mit Stigmatisierung zu kämpfen. Gerade der Hepatitis C haftet das Vorurteil an, jeder Patient habe eine Drogenvergangenheit. Dabei wurde eine große Gruppe von Betroffenen vor 1990 über Blutkonserven infiziert. Der weitaus größte Teil der Patienten kann sich nicht mehr an die Ursache erinnern. War es die Blutsbrüderschaft zu Schulzeiten, die Tätowierung im Urlaub, eine Operation? Natürlich leiden auch Drogengebraucher an Hepatitis C. Hepatitis C ist im Alltag kaum ansteckend, wenige Vorsichtsmaßnahmen gegen Blutkontakte reichen aus, um eine Übertragung zu verhindern. Beim ungeschützten Geschlechtsverkehr ist eine Übertragung des Virus sehr unwahrscheinlich. Dennoch ist ein Schutz durch Kondome sinnvoll.

!

Nicht jeder an Hepatitis C Erkrankte war oder ist drogenabhängig.

Hepatitis D

!

Die Therapie der Hepatitis D ist sehr schwierig.

Die schlimmste aller Virushepatitisformen ist die chronische Hepatitis D. Mit dem Virus sind weltweit rund zehn Millionen Menschen infiziert, in Deutschland rechnet man mit ca. 30 000 Betroffenen. Eine Hepatitis-D-Virusinfektion kommt nur zusammen mit einer Hepatitis-B-Virusinfektion vor, da das Virus das Hepatitis-B-Virus zur Vermehrung braucht. Die Behandlung der Hepatitis D ist sehr schwierig. Medikamente gegen Hepatitis B wirken nicht gegen Hepatitis D. Mit Interferonen kann nur etwa ein Viertel der Patienten geheilt werden.

Die weltweit größte Studie zur Behandlung der Hepatitis D wurde im HepNet Study-House der Deutschen Leberstiftung durchgeführt. Damit wurde eine weltweite Standardtherapie der Hepatitis D etabliert (siehe Kapitel „Deutsche Leberstiftung – Ihr Partner für Gesundheit“).

Modell eines Hepatitis D-Virus.

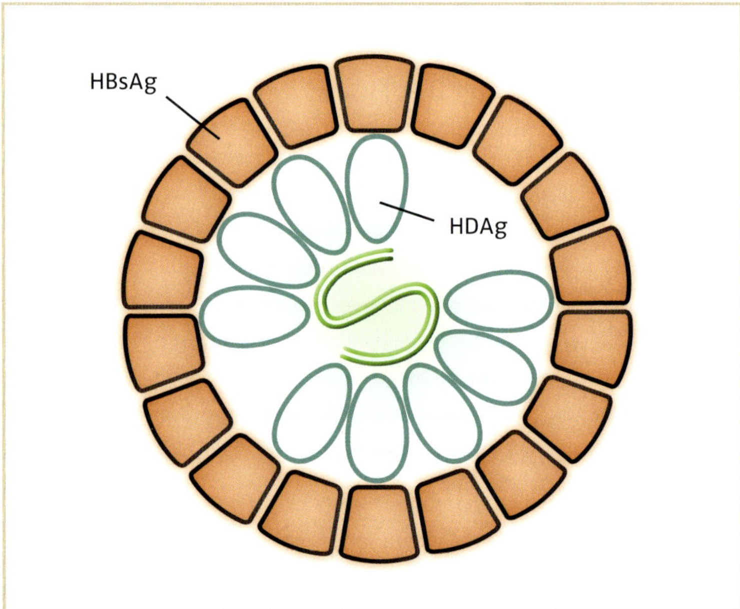

Hepatitis E

Bestimmte Hepatitis-E-Virustypen kommen aber auch bei Tieren, wie Schweinen oder Katzen, vor und können von dort auf den Menschen übertragen werden. Man spricht dann von einer Zoonose. Dieser Übertragungsweg ist besonders für Menschen mit einem eingeschränkten Immunsystem ein Problem. Bei ihnen kann die Hepatitis E chronisch verlaufen. Das ist zum Beispiel wichtig für Patienten nach Organtransplantation oder mit HIV.

Im HepNet Study-House der Deutschen Leberstiftung wird aktuell ein Register zur chronischen Hepatitis E durchgeführt, um weitere Daten zur Erkrankung zu erfassen. Mit diesen Erkenntnissen kann die chronische Hepatitis E zukünftig besser behandelt werden.

> **!** Hepatitis E kann durch Tiere übertragen werden.

Wenn zu viel gespeichert wird

Eisen

Eisen ist als Bestandteil des roten Blutfarbstoffs lebensnotwendig, doch ein Eisenüberschuss ist sehr gefährlich. Bei der Eisenspeicherkrankheit (Hämochromatose) nimmt der Dünndarm verstärkt Eisen aus der Nahrung auf, das er nicht mehr ausscheiden kann. Das Eisen wird in verschiedenen Organen, darunter auch der Leber, deponiert, wobei die Überschüsse die Funktion der Organe schädigen. Lange dachte die Medizin, es handele sich um eine Erkrankung des Dünndarms. Mittlerweile ist aber das verantwortliche Gen für die Lebererkrankung identifiziert worden.

> **!** Der Eisenüberschuss schädigt Herz und Gelenke, er führt zu Diabetes und Leberzirrhose.

In Deutschland leiden schätzungsweise 100 000 bis 200 000 Menschen unter dieser Krankheit. Verursacht wird sie durch einen Gendefekt, der in Deutschland sehr häufig vorkommt. Nur ein Teil der Betroffenen bildet die Krankheit aber tatsächlich aus. Eine möglichst frühe Diagnose ist für eine erfolgreiche Behandlung dringend erforderlich. Die Therapie besteht in der alten und sehr wirksamen Methode des wiederholten Aderlasses, beim Patienten müssen dann regelmäßig die Eisenwerte bestimmt werden. Es gibt auch Tabletten, die Eisen binden, diese werden nur in Einzelfällen eingesetzt.

Kupfer

!

Ein Kupferüberschuss kann zu degenerativen Veränderungen der Leber und des zentralen Nervensystems führen.

Genetisch bedingt ist auch der Morbus Wilson, der auch als hepatolentikuläre Degeneration bezeichnet wird. Hierbei ist der Kupferstoffwechsel in der Leber infolge einer oder mehrerer Genmutationen gestört. Das Spurenelement Kupfer findet sich in vielen Nahrungsmitteln. Beim Morbus Wilson kommt es zu einer übermäßigen Ansammlung von Kupfer in der Leber, im Auge und im Zentralnervensystem. Das kann zu degenerativen Veränderungen der Leber und des zentralen Nervensystems führen. Die Krankheit ist medikamentös gut zu behandeln – Zinkpräparate hemmen die Kupferaufnahme, andere Medikamente fördern die Kupferausscheidung.

Paula und die Porphyrie

Zu den erblich bedingten Stoffwechselkrankheiten zählen die Porphyrien, die mit einem gestörten Aufbau des roten Blutfarbstoffs einhergehen und in bestimmten Fällen auch mit Leberveränderungen verbunden sind. Die Tochter der chilenischen Schriftstellerin Isabel Allende, Paula, litt unter Porphyrie. Im 1994 erschienenen Roman „Paula" thematisiert die Autorin das Sterben ihrer Tochter. Sie schildert, wie die junge Frau in ein Koma fällt und wie ihre Mutter darauf hofft, dass sich Paulas Zustand bessert. Am Krankenbett erzählt die Mutter der Tochter die Geschichte der Familie Allende vom Eintreffen in Chile um 1900 bis zur Gegenwart. „Hör mir zu, Paula, ich werde dir eine Geschichte erzählen, damit du, wenn du erwachst, nicht gar so verloren bist." Doch am Ende stirbt Paula trotz aller Bemühungen der Mutter.

Wenn das Immunsystem Amok läuft

In seltenen Fällen wendet sich das Immunsystem gegen körpereigene Strukturen und erkennt diese nicht als „körpereigen", sondern als „körperfremd". In der Folge bekämpft das Immunsystem diese Strukturen. Für die Leber sind drei derartige Erkrankungen bekannt. Dies sind zum einen die Autoimmunhepatitis (AIH) und zum anderen die primär biliäre Zirrhose (PBC) und die primär sklerosierende Cholangitis (PSC). Sowohl von der AIH als auch von der PBC sind überwiegend Frauen betroffen während bei der PSC der Anteil der Männer deutlich überwiegt.

Bei der Autoimmunhepatitis (AIH) werden die Leberzellen als „körperfremd" vom Immunsystem angesehen. Die Folge ist eine chronische Entzündung der Leber. Die Symptome einer AIH sind die gleichen wie bei einer akuten beziehungsweise chronischen Hepatitis. Infolge der chronischen Entzündung der Leber kommt es zu einem stetigen bindegewebigen Umbau der Leber (Fibrose), der unbehandelt in einer Zirrhose endet. Aus diesem Grund ist eine frühzeitige Diagnose unerlässlich. Nachdem die Erkrankung diagnostiziert wurde, wird das Immunsystem mithilfe von Medikamenten unterdrückt, sodass die Leber nicht weiter geschädigt wird.

!

Die frühzeitige Diagnose der Autoimmunhepatitis (AIH) ist sehr wichtig.

Das Immunsystem greift bei Patienten, die an einer primär biliären Zirrhose (PBC) leiden, vornehmlich die kleinen Gallenwege an. Bis heute gibt es keine Therapie, die die PBC heilen kann. Allerdings kann die Behandlung mit Gallensäure der Ursodeoxycholsäure zu einer Verbesserung der Beschwerden und zu einer Verlangsamung der Lebererkrankung führen. Als letzter Ausweg bleibt allerdings häufig nur eine Lebertransplantation.

!

Auch bei der primär biliären Zirrhose kann eine dauerhafte Entzündung der Leber zu einer Leberzirrhose führen.

Bei der primär sklerosierenden Cholangitis kommt es zu einer Zerstörung der größeren Gallenwege innerhalb und außerhalb der Leber. Dies führt zu einer chronischen Entzündung und einem narbigen Umbau der Gallenwege. Den Betroffenen geht es

!

Patienten mit einer primär sklerosierenden Cholangitis leiden oft unter einer chronisch entzündlichen Darmerkrankung.

lange sehr gut, bevor sie typische Anzeichen eines Gallestaus entwickeln. Derzeit gibt es keine Medikamente, die die PSC heilen können. Zur Verbesserung der Symptome und des Krankheitsverlaufs kann ebenfalls eine Gabe Ursodeoxycholsäure versucht werden. Diese verbessert den Galleabfluss und wirkt so einem Gallestau entgegen. Aufgrund der anhaltenden Entzündung kommt es im Verlauf ebenfalls häufig zur Ausbildung einer Leberzirrhose. Dem Erkrankten bleibt im Endstadium nur noch eine Lebertransplantation als mögliche Therapie.

Gefäßerkrankungen der Leber (vaskuläre Erkrankungen)

Aufgrund einer Herzschwäche („Cirrhose cardiaque") kann sich das Blut in die Leber zurück stauen (Stauungsleber). Das kann auf Dauer zu einer Zirrhose führen. In der Therapie gilt es, den Blutfluss durch Medikamente oder operative Eingriffe wiederherzustellen. Wenn das auf Dauer nicht möglich ist, muss an eine Lebertransplantation gedacht werden.

Zu den Gefäßerkrankungen der Leber zählt auch die Pfortaderthrombose. Hier bildet sich ein Blutgerinnsel in der Pfortader der Leber. Zu den Ursachen zählen neben einer Thromboseneigung (zum Beispiel durch die Einnahme der östrogenhaltigen „Pille" oder durch zu viele rote Blutkörperchen beispielsweise bei Blutkrebs), auch Tumoren, die die Pfortader eindrücken. Zur Behandlung werden gerinnungshemmende Medikamente wie Heparin gegeben, oder der Arzt legt einen TIPS – das ist ein Eingriff, mit dem eine Verbindung von Pfortader und Lebervene durch die Leber hindurch geschaffen wird.

!

Der Lebervenenverschluss kann durch erhöhte Gerinnungsbereitschaft des Blutes oder durch Tumoren entstehen.

Kommt es zu einem Verschluss der Venen, die von der Leber hin zum Herzen führen, spricht man von einem Budd-Chiari-Syndrom. Der Verschluss der Lebervenen kann verschiedene Ursachen haben. Er kann zum Beispiel durch eine erhöhte Gerinnungsbereitschaft des Blutes entstehen. Tumoren, die zu einem Verschluss der Lebervenen führen, können ebenfalls die Ursache für dieses Syndrom sein. Durch den Verschluss der Lebervenen kann das Blut nicht mehr richtig durch die Leber abfließen. Die Folge ist eine Druckerhöhung innerhalb der Leber, die zu einer Schädigung der Leberzellen führt.

Es ist daher entscheidend, dass man entweder mit Medikamenten oder mit einem TIPS versucht, den Blutfluss durch die Leber wieder herzustellen. Gelingt dies nicht, kann sich aufgrund der dauerhaften Schädigung durch die Druckerhöhung eine Leberzirrhose entwickeln, sodass auch hier wieder eine Lebertransplantation der letzte Ausweg sein kann.

Achtung Gifte!

Die Leber ist auch vor Vergiftungen nicht gefeit. Hoch gefährlich ist eine Vergiftung mit dem Knollenblätterpilz. Nach dem „Pilzgenuss" reagiert der Körper zunächst mit Brechdurchfällen, dann beruhigt er sich häufig. Das ist aber nur bei leichteren Vergiftungen ein Genesungszeichen, denn in schwereren Fällen kommt es zu Leberschäden, die zum Tode führen können. Hier helfen als Gegengift (Antidot) nur Antibiotika wie Penizillin und Silibinin.

Paracetamol als Wirkstoff schmerzstillender und fiebersenkender Medikamente ist in der Regel ungefährlich, auch Menschen mit kompensierter Leberzirrhose können das Mittel nehmen. Allerdings ist die Dosis entscheidend. Wer zu viel und zu oft hintereinander Paracetamol einnimmt, riskiert die Gesundheit der Leber. Bei Kindern wird gehäuft ein akutes Leberversagen beobachtet, da sie die vorgeschrieben Dosierung nicht beachteten. Als Gegenmittel wird hier Acetylcystein eingesetzt. Auch wer Ecstasy nimmt, muss mit der Gefahr rechnen, dass die Leber akut versagt.

!

Wer zu viel und zu oft hintereinander Paracetamol oder ASS einnimmt, riskiert die Gesundheit der Leber.

Das ebenfalls vielfach gebräuchliche Schmerzmittel ASS (Acetylsalicylsäure) sollte nur überlegt eingenommen werden. Für Kinder ist ASS tabu – sie könnten am seltenen Reye-Syndrom erkranken, zu dem eine akute Schädigung des Gehirns bis hin zum Hirnödem und die Gefahr einer Fettleberhepatitis gehören. Fast jeder vierte Fall endet tödlich.

Gallensteine

Hierzulande kann man bei vielen Menschen Gallensteine in der Gallenblase nachweisen. Dies geschieht meistens zufällig im Rahmen einer Ultraschalluntersuchung. Die Mehrzahl der Betroffenen bekommt jedoch nie Beschwerden – eine Behandlung ist meistens nicht notwendig.

!

Eine Gallenkolik führt zu heftigen Schmerzen im rechten Oberbauch.

Durch Gallensteine hervorgerufen werden können unter anderem Druck- oder Völlegefühl im rechten Oberbauch, in Verbindung mit einer Unverträglichkeit von bestimmten, meist fettigen Speisen. Wenn ein Stein „abgeht“, kann es zu einer Gallenkolik kommen. Diese führt zu heftigen Schmerzen im rechten Oberbauch. Der Schmerz verläuft hierbei meist wellenförmig, das heißt, es gibt kurze Phasen mit stärksten Schmerzen gefolgt von

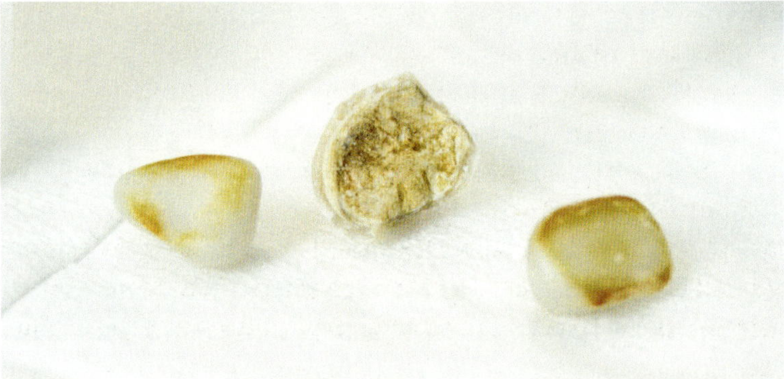

Gallensteine können unter Umständen Gallenkoliken hervorrufen. Die abgebildeten Gallensteine wurden mit einem Endoskop entfernt.

einer Phase ohne Schmerzen. Die Schmerzen können auch im Rücken oder in der rechten Schulter verspürt werden. Eine gefürchtete Komplikation von Gallensteinen ist eine Entzündung der Bauchspeicheldrüse. Dies geschieht, wenn die Gallensteine den Bauchspeicheldrüsengang verstopfen.

Häufig löst sich ein eingeklemmter Stein spontan und gelangt in den Darm, sodass die Koliken aufhören. Kann sich ein Stein nicht selbst lösen, muss eventuell mithilfe eines Endoskops der Stein entfernt werden. Wer bereits einmal eine Gallenkolik hatte, sollte sich behandeln lassen, da die Symptome wieder auftreten können. Die Therapie der Wahl ist in solchen Fällen die Entfernung der Gallenblase. Die entsprechende Operation ist sicher und wird häufig mit der „Schlüssellochmethode" durchgeführt, sodass sich der Patient schnell erholt und nur kleine Narben zurückbleiben.

Gallenstau

Manchmal kann die Gallenflüssigkeit aufgrund eines Hindernisses in den Gallenwegen nicht richtig abfließen. Gründe hierfür sind häufig Steine, die sich in den Gallenwegen verklemmt haben oder Tumoren, die in die Gallenwege wachsen. Aber auch bei chronischen Entzündungen kann es aufgrund von Vernarbungen der Gallenwege zu Engstellen kommen.

Ein Gallenstau verursacht ganz typische Beschwerden. Häufig fällt zuerst eine Gelbfärbung der Augen und der Haut auf, manchmal in Verbindung mit einem quälenden Juckreiz. Zusätzlich kommt es dabei häufig zu einer Entfärbung des Stuhls und zu einer deutlichen Verfärbung des Urins. In einigen Fällen können sich die Gallenwege durch Darmbakterien infizieren. Dann kommt es zu Fieber und Schüttelfrost, die Betroffenen fühlen sich sehr krank.

!

Typische Beschwerden: Gelbfärbung der Augen und Haut, Entfärbung des Stuhls und Verfärbung des Urins.

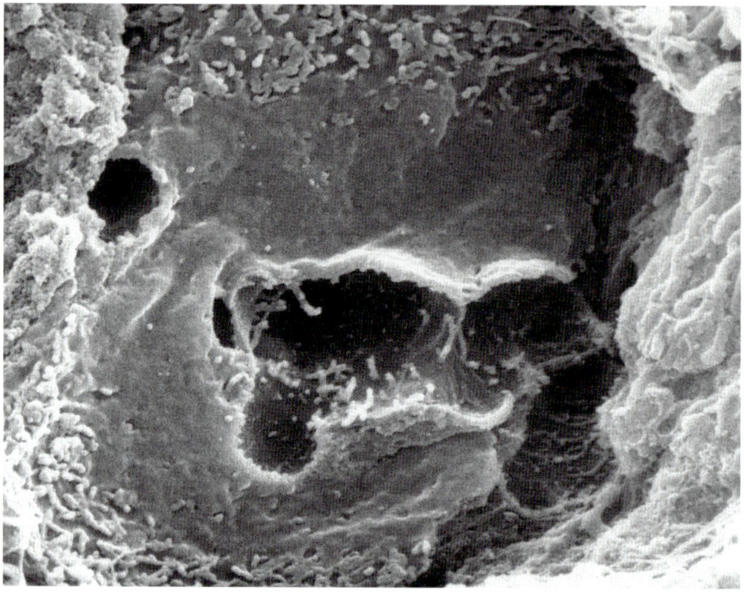

Gallenstau: Eine Abflussstörung der Galle staut das Kanälchen, dessen Erweiterung hier in der Bildmitte zu sehen ist. Ganz vereinzelt kommen noch Microvilli (feine, nur wenig bewegliche Ausstülpungen der Zellmembran) vor. Sie bilden sich zurück, da die Galleproduktion stoppt. (Rasterelektronenmikroskopaufnahme: Franz-Josef Vonnahme, Hameln)

Die Therapie des Gallenstaus soll eine möglichst schnelle Entlastung der Gallenwege bewirken. Hierzu wird mit einem Endoskop ein Röhrchen in die Gallenwege eingelegt, sodass die Gallenflüssigkeit wieder ungehindert in den Darm abfließen kann. In manchen Fällen reicht es auch, wenn man eine Engstelle einfach mit einer Art Ballon aufweitet. Wenn Gallensteine einen Gallenstau verursachen, ist die Therapie der Wahl die Entfernung der Gallensteine (ebenfalls mit einem Endoskop). Betroffene, die aufgrund einer Infektion der Gallenwege unter Fieber und Schüttelfrost leiden, bekommen zusätzlich ein Antibiotikum.

DIE LEBERTRANS-PLANTATION – OFT DIE LETZTE CHANCE AUF HEILUNG!

Bei der Lebertransplantation wird die unheilbar geschädigte Leber des Patienten durch das gesunde Organ eines verstorbenen Spenders ersetzt. In Sonderfällen wird das Splitleberverfahren gewählt, wobei eine Spenderleber für zwei Empfänger geteilt wird. Auch die Lebendspende, die Transplantation des Teils einer Leber eines Gesunden, ist eine Möglichkeit.

Die Transplantation

!

Lebertransplantationen sind mittlerweile immer noch anspruchsvoll, aber letztlich ein Routineverfahren.

Begünstigt wird jede Transplantation durch die große Regenerationsfähigkeit der Leber. Früher war die Transplantation ein experimentelles Verfahren mit ungewissem Ausgang, heute ist sie immer noch anspruchsvoll, aber letztlich ein Routineverfahren. Allein in Deutschland wurden bislang fast 12 000 Lebern transplantiert. Die Erfolgsrate kann sich sehen lassen und steigt dank optimierter Nachbehandlung und verbesserter Operationstechnik weiter. Etwa 80 Prozent der transplantierten Organe sind nach fünf Jahren noch funktionsfähig, was auch für die Leberlebendspende gilt. Die Überlebenswahrscheinlichkeit hängt wesentlich von der Grundkrankheit des Patienten und seinem allgemeinen Gesundheitszustand zum Zeitpunkt der Operation ab. Patienten, die die ersten Monate ohne Komplikationen überstehen, nehmen oft wieder ihr normales Leben auf.

Eine Leber für zwei Empfänger

1967 gelang dem US-Chirurgen Thomas Earl Starzl in Colorado die erste erfolgreiche Transplantation einer Leber – der Patient überlebte mehr als ein Jahr. Die weltweit erste Lebertransplantation hatte Starzl 1963 an einem Dreijährigen vorgenommen, der jedoch während des Eingriffs an Gerinnungsstörungen starb. 1969 nahm Alfred Gütgemann am Universitätsklinikum Bonn erstmals eine Lebertransplantation in Deutschland vor.

Ein Pionier auf diesem Gebiet in Deutschland war der Chirurg Rudolf Pichlmayr (1932 bis 1997), lange Leiter der Abteilung für Abdominal- und Transplantationschirurgie der Medizinischen Hochschule Hannover (MHH). Der Begriff „Transplantationsmedizin" geht auf Pichlmayr zurück. 1988 nahm Pichlmayr die weltweit erste „Split-Liver-Transplantation" vor – die Spenderleber wurde geteilt und in zwei Empfänger eingepflanzt. Pichlmayr war an der MHH an fast 4300 Transplantationen von Leber, Niere und Pankreas beteiligt.

Trotz eines gewissen Operationsrisikos, des hohen technischen Aufwands und ebenso hoher Kosten ist die Transplantation die Therapie der Wahl bei konservativ nicht mehr zu beherrschenden Lebererkrankungen im Endstadium. Der häufigste Grund für eine Transplantation in den westlichen Ländern ist heute die chronische Hepatitis C. Kommt es beispielsweise nach einer Vergiftung (zum Beispiel durch Knollenblätterpilz oder Paracetamol) zu einem akuten Leberversagen, muss unter Umständen sofort transplantiert werden.

Gerechte Verteilung

Für die optimale Verfügbarkeit von Spenderorganen sorgt die holländische Stiftung Eurotransplant, die Organspenden in den Beneluxländern, Deutschland, Österreich, Slowenien und Kroatien vermittelt. Im Rahmen von Eurotransplant arbeiten alle Transplantationszentren der Länder zusammen. Ähnliche Organisationen gibt es in den meisten westlichen Ländern.

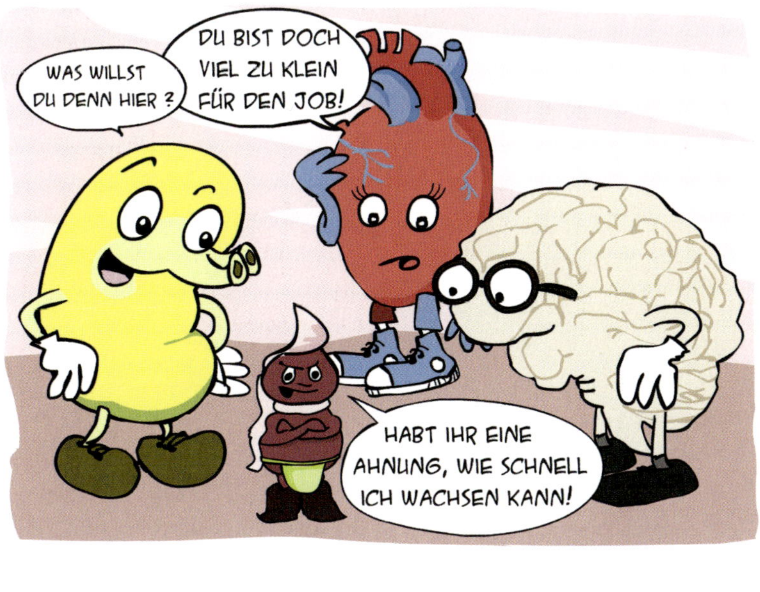
WAS WILLST DU DENN HIER ?
DU BIST DOCH VIEL ZU KLEIN FÜR DEN JOB!
HABT IHR EINE AHNUNG, WIE SCHNELL ICH WACHSEN KANN!

Die Regenerationsfähigkeit der Leber begünstigt die Transplantation.

!

Bei der Transplantation ist nicht mehr die Wartezeit des Patienten ausschlaggebend, sondern der MELD-Wert.

Um eine gerechte Vergabe der Organe durch Eurotransplant zu gewährleisten, wird die Dringlichkeit bei jedem einzelnen Patienten über ein Punktesystem anhand der drei Laborwerte Bilirubin, Kreatinin und INR, dem internationaler Messwert zur Angabe der Blutgerinnungszeit, ermittelt. Damit werden Leberleistung, Nierenwert und Entgiftungsfunktion beurteilt. Je höher dieser sogenannte MELD-Wert (Model for end-stage Liver Disease – Formel für Leberkrankheit im Endstadium) ist, desto früher kann der Patient mit einer Transplantation rechnen. Der MELD-Wert ist ausschlaggebend, nicht mehr wie früher die Wartezeit des Patienten. Bei der Entscheidung über eine Transplantation spielen auch Faktoren wie die Blutgruppe und besondere Punkte für andere Erkrankungen eine Rolle. Ausnahmen von der Regel sind aber möglich. Dies gilt auch für den Fall der fulminanten Hepatitis, dem akuten Leberversagen einer vorher gesunden Leber. In einer solch dramatischen Situation greift ein spezielles Organvergabeverfahren, die „HU-Transplantation" (high urgency – höchste Dringlichkeit). Die Patienten erhalten innerhalb von zwei, drei Tagen eine neue Leber.

Der beste Zeitpunkt für eine Transplantation ist, wenn beim Patienten zwar die Leber nicht mehr länger funktioniert, aber andere Organsysteme, besonders Nieren und Gehirn, noch keinen Schaden genommen haben. Die Entscheidung, wann operiert werden soll, fällen Spezialistenteams aus Leberärzten, Narkoseärzten und Transplantationschirurgen im für den Patienten zuständigen Transplantationszentrum – und nicht zuletzt der Patient und seine Familie. Die Suche nach geeigneten Spenderorganen ist einfacher als etwa bei Nierentransplantationen, denn Spender und Empfänger müssen lediglich in der Blutgruppe und ungefähr in Größe und Gewicht übereinstimmen. An das Spenderorgan werden aber hohe Ansprüche gestellt, die Leber muss möglichst gesund sein. Spezielle Infektionen, darunter HIV (des Spenders), schwere Herz- und Lungenkrankheiten, lebensbedroh-

!

Für eine Transplantation muss die Spenderleber vollkommen gesund sein.

liche angeborene Fettbildungen, Tochtergeschwülste eines Krebses und aktueller Drogen- oder Alkoholmissbrauch machen eine Transplantation unmöglich.

„Don't die like me"

Einer der bekanntesten Lebertransplantierten Großbritanniens war George Best, ein nordirischer Fußballspieler, der über zehn Jahre für Manchester United spielte. Best pflegte wohl einen exzessiven Lebensstil, der unter anderem Alkoholmissbrauch umfasste. Er trat betrunken bei öffentlichen Veranstaltungen und im Fernsehen auf, verlor mehrfach seinen Führerschein wegen Trunkenheit am Steuer.

Nach einer Leberzirrhose erhielt er 2002 eine neue Leber, trank jedoch weiter, was ihm große Kritik einbrachte. Sein Gesundheitszustand verschlechterte sich immer mehr. 2005 kam eine Niereninfektion als Folge der Immunsupressiva (Medikamente zur Unterdrückung des Immunsystems) nach der Transplantation dazu. Er starb schließlich im November des Jahres.

Offenbar sah Best seinen Lebenswandel zum Schluss selbst sehr kritisch. Kurz vor seinem Tod ließ er ein Foto von sich im Krankenbett mit der Botschaft „Don't die like me" (Stirb nicht wie ich) in der Zeitung „News of the world" abdrucken.

Pro Organspende

Nach wie vor gibt es in Deutschland zu wenig Spenderorgane. Jährlich befinden sich derzeit mehr als 2000 deutsche Patienten auf der Warteliste für eine Lebertransplantation der Stiftung Eurotransplant. Im Jahr 2011 konnten aber nur etwa 1.200 Lebern transplantiert werden. Viele Patienten, die auf der Warteliste für eine Spenderleber stehen, müssen deshalb sterben. Aufgrund des neuen Gesetzes zur Organspende sollen nun alle Versicherten von ihren Krankenkassen aufgefordert werden, sich zur Organspende zu äußern. Es steht zu hoffen, dass sich damit die Bereitschaft zur Organspende erhöht. Auch Sie können einen Beitrag leisten – mit einem Organspendeausweis! Den Ausweis gibt es kostenlos unter (0800) 904 04 00 oder in vielen Kliniken, Arztpraxen und Apotheken. Den Spenderausweis sollten Sie ständig mit sich führen.

Die Nachsorge

!

Immunsuppressiva sollen verhindern, dass die neue Leber als körperfremdes Organ abgestoßen wird.

Nach der Transplantation wird der Patient intensivmedizinisch überwacht, dann folgen die normale Krankenhausstation und eine mehrwöchige Rehabilitation. Die Transplantation ist jedoch kein Eingriff wie viele andere: Der Patient lebt nun mit dem Organ eines anderen Menschen – eine einfühlsame psychologische Begleitung ist daher wichtig. Außerdem muss der Patient lebenslang Medikamente zur Unterdrückung des Immunsystems einnehmen. Die Einnahme dieser Medikamente führt zu einem erhöhten Risiko für andere Erkrankungen: Herz-Kreislauf, Niere, Nerven, Tumore, am häufigsten Infektionen.

Diese Infektionskrankheiten sind wegen der Immunsuppression oft schwerer zu behandeln als bei „normalen" Menschen. Trotz aller medizinischen Fortschritte besteht in Einzelfällen auch das Risiko, dass die neue Leber versagt.

Die Leberzelltherapie

Neben der Transplantation einer ganzen Leber erkundet die Medizin auch die Möglichkeit, nur Leberzellen zu transplantieren. Damit könnte man beispielsweise genetische Defekte behandeln, bei denen die Leber zwar insgesamt gesund ist, aber einzelne spezifische Funktionen nicht mehr ausüben kann.

Die Leberzelltherapie ist noch im Experimentierstadium.

LEBER-ERKRANKUNGEN UND ERNÄHRUNG

Bei einer chronischen Lebererkrankung hängt die Ernährung von der noch bestehenden Leberfunktion ab – bei normaler Leberfunktion muss prinzipiell keine spezielle Leberdiät eingehalten werden.

Die Leber ist ein zentrales Organ für den menschlichen Stoffwechsel, daher spielt die richtige Ernährung – auch und vor allem – bei einer chronischen Lebererkrankung eine wichtige Rolle. Man sollte sich ausgewogen und vollwertig ernähren, gemäß den Regeln der Deutschen Gesellschaft für Ernährung. Das wichtigste Prinzip ist dabei, nicht in die eine oder andere Richtung zu übertreiben. Übergewichtige sollten abnehmen, andererseits ist eine ausreichende Ernährung gerade bei fortgeschrittener Lebererkrankung sehr wichtig. Zunächst sollte man den eigenen „Ernährungsstatus" feststellen – die wichtigste Größe dazu ist das Körpergewicht, wozu man einfach auf eine Waage steigen muss. Exakter geht es mit dem sogenannten Body-Mass-Index (BMI), bei dem neben dem Gewicht auch die Körpergröße einbezogen wird. Ihren persönlichen BMI können Sie dem nachfolgenden Nomogramm entnehmen.

Richtige Ernährung ist einfach, sofern man sich konsequent an einige Regeln hält. Grundsätzlich bestehen unsere Nahrungsmittel aus den Nährstoffen Kohlenhydrate, Eiweiß und Fette, von denen einige wie die Aminosäuren und die Fettsäuren

Wichtig ist, bei der Ernährung in keine Richtung zu übertreiben.

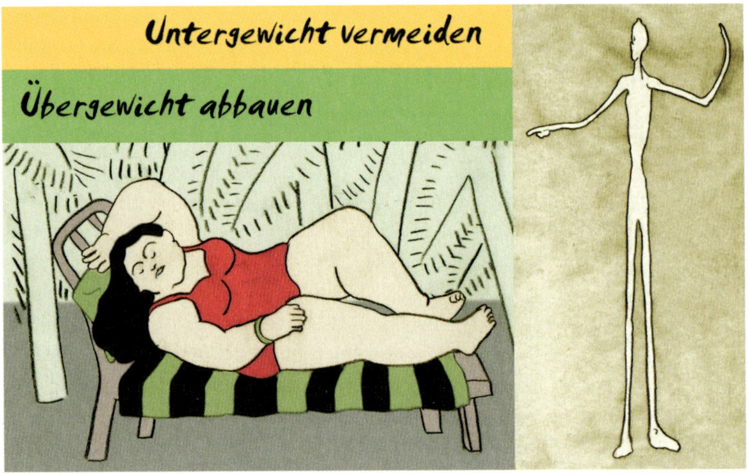

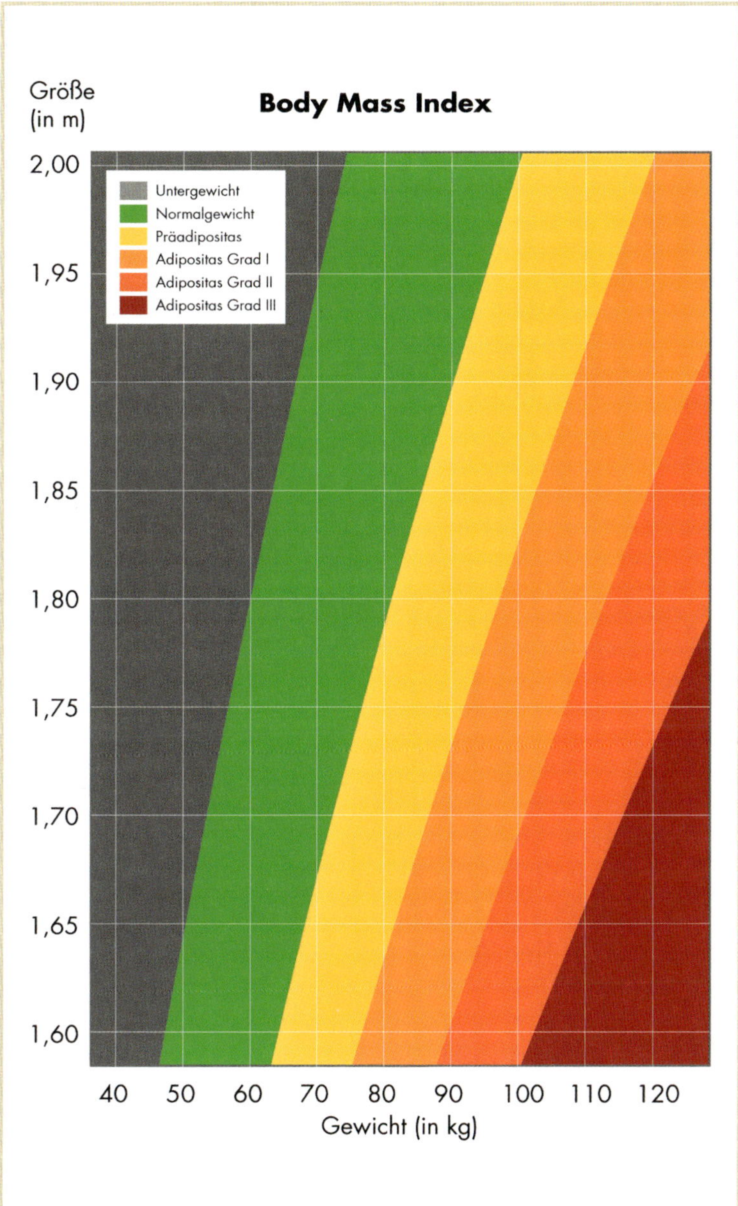

Nomogramm BMI

lebensnotwendig für den Bau- und den Betriebsstoffwechsel unseres Körpers sind. Diese Nährstoffe sind die Energielieferanten des Körpers. Zudem gibt es die Vitamine und Mineralstoffe sowie Wasser und die Ballaststoffe.

Die Nährstoffe der Nahrung

Kohlenhydrate – Turbo für den Körper

Unser Körper wird direkt über den Blutzucker mit Energie versorgt. Kohlenhydratreiche Nahrungsmittel wie Getreideprodukte, Gemüse, Kartoffeln, Salat und Obst sowie Zucker sind die besten Energielieferanten. Mit Ausnahme von Zucker sind sie gesund und vergleichsweise kalorienarm, weshalb man sich beim Zucker zurückhalten sollte. Dieser ist eine häufige Ursache für Übergewicht und damit ein Risikofaktor für eine Fettleber. Außerdem sind Obst, Gemüse, Kartoffeln und Getreideprodukte reich an Ballaststoffen, die für das reibungslose Funktionieren des Darms unverzichtbar sind.

Eiweiße – auch für Leberkranke wichtig

Chronisch Leberkranke mit einer normalen Leberfunktion dürfen Milch- und Eiweißprodukte ebenso wie Fleisch in normalen Maßen ohne Bedenken zu sich nehmen. Besonders empfehlenswert sind pflanzliche Nahrungsmittel, fettarme Milch, Milchprodukte, Seefisch, mageres Fleisch und Wurstwaren, die den täglichen Bedarf an Eiweiß abdecken.

Fette – weniger ist mehr

Fett ist nicht gleich Fett, es gibt durchaus Unterschiede und Fettarten, zu denen man eher raten kann. Dazu gehören beispielsweise Pflanzenöle, die reich an Vitamin E sind, zudem Diät- und Reformmargarine sowie Oliven- und Rapsöle, die einen hohen

Gehalt an einfach und mehrfach ungesättigten Fettsäuren enthalten – und wiederum die Gefäße schützen.

Vitamine und Mineralstoffe – wichtig für eine ausgewogene Ernährung

Im Normalfall nimmt der Mensch bei einer ausgewogenen Ernährung genügend Vitamine und Mineralstoffe zu sich. Nur wer dauerhaft zu wenig Obst und Gemüse isst, sollte Multivitaminpräparate einnehmen – aber nie mehr als die empfohlene Tagesdosis. Abzuraten ist von der unkontrollierten Einnahme von

Ernährungsdreieck

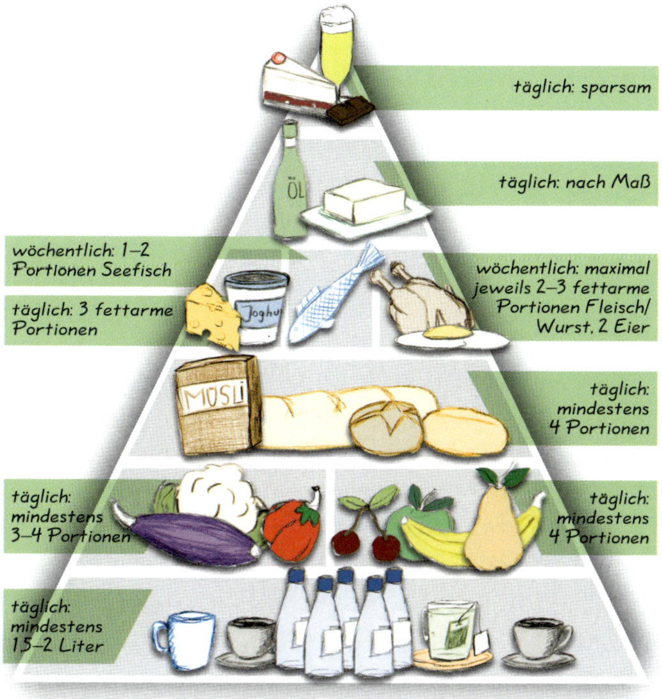

Die Ernährungspyramide zeigt, wie sich eine ausgewogene Ernährung zusammensetzen sollte.

Eisenpräparaten, da es bei vielen entzündlichen Lebererkrankungen zu einer Vermehrung des Speichereisens in der Leber kommt.

Übergewicht – Hauptursache des Übels

!

Übergewicht stellt für Lebererkrankungen ein großes Risiko dar.

Für diverse Erkrankungen der Leber und Gallensteinleiden ist Übergewicht ein großer Risikofaktor, zum Beispiel für eine Fettleber. Diese kann sich durch eine Gewichtsreduktion oft mühelos zurückbilden. Allerdings gibt es auch Fälle von Fettlebern, bei denen der Kranke untergewichtig ist. In beiden Fällen sollte darauf geachtet werden, dass das Normalgewicht erreicht und dauerhaft gehalten wird.

Leckerbissen Leber

Im „Appetit-Lexikon", erschienen 1894 in Wien, wird die tierische Leber („das Bedeutendste unter den Baucheingeweiden") als Speise empfohlen, die „im Nährwerth wie in Verdaulichkeit dem magern Muskelfleische gleich oder doch äußerst nahe" komme. Fischleber sei zwar weniger nahrhaft, aber wegen seines „höhern Procentsatzes an Extractivstoffen an sich schmackhafter, so dass Hechtleber und Quappenleber beinahe der berühmten Gänseleber gleich gestellt werden. Außer diesen dreien gelten noch die Reh-, die Kalbs- und die Lammsleber sowie die Hühner-, Enten- und die Taubenleber für Leckerbissen". Mit einem gewissen Kopfschütteln berichtet das Lexikon über die Hammelleber, die „in Schottland zu einem eigenartigen Ragout (Haggis) verarbeitet, und von den Arabern in Mesopotamien wird sie sogar roh gegessen. Guten Appetit, ihr Herren!".

Wie viel Energie brauchen wir?

Wie viel Energie wir verbrauchen und wie viel wir zuführen, können wir ganz einfach an unserem Körpergewicht ablesen. Liegt der Verbrauch unterhalb dessen, was wir zuführen, nehmen wir zu. Verbrauchen wir mehr, als wir zu uns nehmen, verlieren wir an Körpergewicht und an Körperfett. Mit zunehmendem Alter sinkt der Energiebedarf des Menschen, weil die Muskelmasse, die viel Energie benötigt, im Alter langsam abnimmt.

Richtige Ernährung bei Lebererkrankungen

Richtige Ernährung bei Fettleber

Wer unter einer Fettleber leidet, profitiert in der Regel von einer gemäßigten Kalorienzufuhr. Dabei spielt es letztlich keine Rolle, welche spezielle Diät eingehalten wird. Als Grundsatz gilt: Nicht wenig „Fett“ ist wichtig, sondern wenig „Energie“. Zwischen 1200 Kalorien und 1800 Kalorien sind empfehlenswert, wobei auf die Balance von Kohlenhydraten, Fett und Eiweiß geachtet werden sollte. Ideal ist hierbei eine Relation von 50 Prozent Kohlenhydraten, 20 Prozent Eiweiß und 30 Prozent Fett. Der Fettgehalt sollte täglich zwischen 55 und 70 Gramm liegen (zum Vergleich: Im Normalfall nimmt jeder Deutsche pro Tag 130 bis 140 Gramm Fett zu sich).

!

Gemäßigte Kalorienzufuhr bedeutet nicht „weniger Fett“, sondern „weniger Energie“.

Richtige Ernährung bei Hepatitis

Es gibt bei akuter und chronischer Hepatitis keine spezielle Ernährungstherapie. Die Betroffenen sollten reichlich Energie, in der Regel 2500 bis 3000 Kalorien pro Tag zu sich nehmen, am besten verteilt auf fünf bis sechs Mahlzeiten am Tag. Eine fettreduzierte Diät ist hingegen nicht nötig.

!

Um Muskelschwund zu vermeiden, müssen Patienten mit Leberzirrhose ausreichend Eiweiß zu sich nehmen.

Richtige Ernährung bei Leberzirrhose

Solange bei einer Leberzirrhose noch keine Komplikationen wie Aszites, Speiseröhrenkrampfadern oder eine hepatische Enzephalopathie aufgetreten sind, reicht es, auf ausgewogene Kost zu achten. Die Kost sollte im Normalfall nicht weniger als 2500 Kalorien enthalten und nicht fettfrei sein.

Menschen mit Leberzirrhose oder einer hepatischen Enzephalopathie sollten auf eine tägliche Eiweißzufuhr von 0,8 bis 1,2 Gramm/Kilogramm Körpergewicht achten, empfohlen wird eine alkoholfreie Kost auf lactovegetabiler Basis (also eine pflanzliche Kost mit Milchzucker, das heißt, dass Milchprodukte wie Käse, Joghurt und Quark verzehrt werden, Eier und Fleisch jedoch nicht).

Es ist wichtig, dass Patienten mit Leberzirrhose ausreichend Eiweiß zu sich nehmen. Sonst droht der Verlust der Muskelmasse. Sie dürfen es aber nicht übertreiben und sollten in jedem Fall „Fressorgien" vermeiden.

Da es bei Leberzirrhose zu Fettverwertungsstörungen kommen kann, sollten Speisen mit MCT-Fetten (medium chain triglycerides = mittelkettige Fettsäuren) bevorzugt werden. Außerdem ist darauf zu achten, dass Leberzirrhotiker häufig an Vitamin- und Mineralstoffmangel leiden. Hier ist unter anderem der Zinkspiegel wichtig, da dieser Mineralstoff bedeutend für die Entgiftung und andere Leberfunktionen ist.

Bei Leberzirrhosepatienten gibt es einen hohen Anteil an Diabetikern, in einem solchen Fall ist es erforderlich, Glukose und glukosehaltige Produkte zu vermeiden. Generell sollten Patienten mit Leberzirrhose mit Komplikationen unbedingt ihren Arzt zur Ernährungsberatung aufsuchen, da die Vielzahl der Symptomatiken ein komplexes Vorgehen verlangt.

Richtige Ernährung bei Ösophagusvarizen

Aufgrund der Verletzungsgefahr der betroffenen Speiseröhre sollte man auf harte und scharfkantige Speisen verzichten. Dies gilt vor allem dann, wenn Krampfadern kürzlich mit einem Endoskop behandelt wurden. Treten Blutungen auf, ist flüssige oder passierte Kost die beste Wahl. Zudem empfiehlt es sich, viele kleine, gut gekaute und eiweißarme Mahlzeiten zusammen mit viel Flüssigkeit einzunehmen.

Richtige Ernährung bei Aszites

Hier hilft eine Diät, die auf der Reduktion von Salz basiert, um die normale Wasserverteilung im Körper wiederherzustellen. Dem dienen auch Medikamente zur Wasser- und Kochsalzausscheidung. Weiterhin muss gegebenenfalls die Trinkmenge beschränkt werden.

Richtige Ernährung bei Morbus Wilson

Bei Morbus Wilson sollte man „Kupferbomben“ wie Rinder- und Kalbsleber, Leberknödel etc. vermeiden. Während Vitamin C die Eisenaufnahme fördert, reduzieren die Gerbsäuren von Schwarztee, das in Milch enthaltene Kalzium sowie Ballaststoffe wie Pektin und Phytate aus Vollkornprodukten die Eisenresorption im Körper. Zudem ist auf eine ausreichende Flüssigkeitsaufnahme zu achten.

Richtige Ernährung bei Hämochromatose

Bei der Hämochromatose sollten Patienten auf eine eisenreduzierte Ernährung achten. Zu meiden sind Multivitamin-Mineralstoff-Präparate, da diese in der Regel auch Eisen enthalten und zudem das darin enthaltene Vitamin C die Eisenaufnahme fördert. Ebenso sollte man Speisen vermeiden, die mit Eisen angereichert sind, was in der Regel auf der Packung vermerkt ist.

Richtige Ernährung bei Gelbsucht und Cholestase

Patienten mit Erkrankungen der Gallenwege sollten auf fettarme Ernährung setzen – mit den MCT-Fetten, die ohne Gallenflüssigkeit aufgenommen werden können.

Was sonst noch wichtig ist

Richtig trinken

Ausreichendes Trinken ist auch bei Erkrankungen der Leber wichtig. Pro Tag sollte man täglich mindestens zwei Liter trinken, am besten Mineralwasser, Früchtetee oder Limonaden, die mit Süßstoff statt mit Zucker gesüßt sind. Eine Ausnahme: Bei Aszites sollte deutlich weniger getrunken werden.

Kaffee ist gut!

Im Gegensatz zur landläufigen Meinung schadet der Genuss von Kaffee Patienten mit chronischer Lebererkrankung keineswegs!

Kaffee entfaltet eine schützende Wirkung für die Leber und kann u. a. für bessere Leberwerte sorgen.

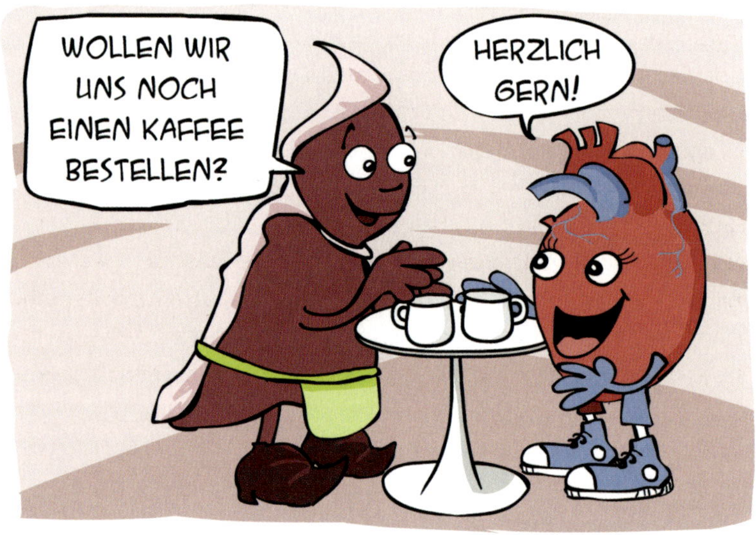

Kaffee entfaltet sogar eine schützende Wirkung für die Leber. Viele internationale Studien belegen, dass Kaffee zu besseren Leberwerten führt, dass er dazu beiträgt, Leberzellkrebs in einer chronisch kranken Leber zu verhindern. Patienten, die gerne Kaffee trinken, können ihn also weiterhin genießen, gerne nach dem Motto „Viel hilft viel“. Die gleiche Wirkung hat schwarzer Tee. Grundsätzlich kann man leberkranken Patienten empfehlen, täglich vier bis fünf Tassen Kaffee oder schwarzen Tee zu trinken, sofern keine Herzerkrankung vorliegt.

!

Kaffee ist grundsätzlich gut für die Leber – dabei gilt „viel hilft viel“.

Stopp für Alkohol

Alkohol schädigt die kranke Leber. Eine regelmäßige Zufuhr fördert die Entwicklung einer Leberzirrhose. Für Patienten mit einer chronischen Lebererkrankung gilt ausnahmslos „null Promille“.

Multivitamine

Bei einer ausgewogenen Ernährung ist die zusätzliche Einnahme von Multivitaminpräparaten nicht notwendig, da der Bedarf an Vitaminen und Spurenelementen mit der normalen Kost gedeckt wird. Multivitaminpräparate sind nur sinnvoll, wenn Sie es nicht schaffen, die empfohlene Menge an Obst und Gemüse zu essen, und somit langfristig ein Mangel an Vitaminen entsteht. Achten Sie ggf. darauf, dass in dem von Ihnen gekauften Produkt die empfohlene Tagesdosis an Vitaminen und Spurenelementen enthalten ist. Mehr als die empfohlene Tagesdosis brauchen und sollten Sie nicht einnehmen. Aktuelle Studien zeigen, dass Vitamin E bei einer Fettleber positive Effekte hat. Die Einnahme von Vitamin E sollte vorab unbedingt mit dem Arzt besprochen werden, da ein leicht erhöhtes Risiko für einen Herzinfarkt nicht ausgeschlossen werden kann.

Freiverkäufliche Arzneimittel

!

Bei pflanzlichen Präparaten ist vor Einnahme eine Rücksprache mit dem Arzt wichtig.

Silymarin, das aus der Mariendistel gewonnen wird, kann frei als Medikament gegen Lebererkrankungen gekauft werden. Die Wirksamkeit ist umstritten. Freiverkäuflich sind auch Präparate mit Extrakten aus Artischocke und Schafgarbe. Sie sollen den Gallefluss anregen und als Radikalfänger wirken. Für positive Effekte beim Menschen gibt es dazu allerdings keine aussagekräftigen Untersuchungen. Grundsätzlich gilt: Pflanzlich ist nicht immer gut. Einige pflanzliche Präparate können die Leber schädigen und sogar zu akutem Leberversagen führen.

Der Leberreim

Im 17. Jahrhundert kam in Deutschland der Brauch auf, bei Tisch aus dem Stand einen Leberreim aufzusagen, sofern die Leber als Speise aufgetragen wurde. Der Brauch ging wohl auf die Lehre zurück, dass die Leber der Sitz der Affekte war. Beliebt waren witzige Zwei- bis Vierzeiler, gerne als Nonsensgedicht. Etwa in dieser Art:

„Die Leber stammt von einem Hecht und nicht von einem Zander
Die Gräten schaff ich nicht allein, wir essen miteinander.
Die Leber stammt von einem Hecht, vom Neunauge mitnichten
Ich könnte auf den ganzen Fisch – nie auf den Wein verzichten."

1882 reimte Theodor Fontane in den „Wanderungen durch die Mark Brandenburg":

„Die Leber stammt von einem Hecht und nicht von einer Schleie
Der Fisch will trinken, gebt ihm was, daß er vor Durst nicht schreie."

WIR FORSCHEN FÜR SIE

Lebererkrankungen fordern weltweit Millionen Todesopfer. Einige Erkrankungen können schon gut behandelt werden (wie in diesem Buch bereits beschrieben), aber es gibt auch noch viele Verbesserungsmöglichkeiten.

!

Viele Forschungsprojekte beschäftigen sich mit grundlegenden Stoffwechselvorgängen.

„Gift und Galle"
In der medizinischen Lehre der Hippokratiker und später bei Claudius Galenus, der im zweiten Jahrhundert n. Chr. zum berühmtesten Arzt der Antike wurde, spielte die Galle eine zentrale Rolle. Die Hippokratiker und Galenus formulierten den Lehrsatz von den vier „Kardinalsäften". Neben Blut und Schleim gehörten die gelbe und die schwarze Galle zu den Kardinalsäften. Wenn sich diese vier Säfte im Gleichgewicht (Eukrasie) befinden, sei der Mensch gesund. Bei einem Ungleichgewicht (Dyskrasie) werde der Mensch krank, hieß es.

Die gelbe Galle wurde damals mit Cholerikern assoziiert. Geronnenes Blut wurde als schwarze Galle missdeutet und mit Melancholikern in Verbindung gebracht. Noch heute gebräuchliche Metaphern für Wut wie „Mir kommt die Galle hoch" oder „Gift und Galle spucken" haben in der Antike ihren Ursprung. Später kamen Redewendungen wie „Dir ist wohl eine Laus über die Leber gelaufen" als Synonym für Gereiztheit auf. Wer dagegen selbstbewusst ist, der kann „frei von der Leber weg" sprechen. Wer ohne triftigen Grund gekränkt ist, der „spielt die beleidigte Leberwurst".

Grundlagen

Ein Schwerpunkt der aktuellen Forschung ist es beispielsweise, die Funktion von Leberzellen und Gallenwegzellen besser zu verstehen. Dem widmen sich in Deutschland zahlreiche Forschungsprojekte, die an Universitäten und Grundlageninstituten durchgeführt werden. Diese Untersuchungen sind insbesondere für das Verständnis von grundlegenden Stoffwechselvorgängen wichtig, was zum Beispiel für die Medikamentenentwicklung von Bedeutung ist.

Die Medizin bemüht sich außerdem, Mechanismen von Lebererkrankungen zu untersuchen. So wird erforscht, weshalb bei manchen Menschen Hepatitis-B-Virus-/Hepatitis-C-Virusinfektionen ausheilen, während andere chronisch krank werden. Einige deutsche Gruppen setzen auf diesem Gebiet international Maßstäbe. Derzeit fördert das Bundesministerium für Bildung und Forschung einen Verbund von zehn deutschen Universitäten, die sich mit dem Thema „Natürliche Resistenzen gegen Hepatitis-C-Virus" beschäftigen. Prof. Dr. Stefan Zeuzem, Frankfurt, koordiniert das Verbundprojekt. Die Daten, die in diesem Projekt erhoben werden, könnten auch zur Entwicklung eines Impfstoffes gegen Hepatitis C beitragen.

Ein anderes Beispiel aktueller Forschungsprojekte ist die Beschäftigung mit der Frage, weshalb nur rund zehn Prozent der Menschen mit dem Gendefekt für die Eisenspeicherkrankheit auch tatsächlich die Symptome einer Eisenüberlagerung entwickeln. Bereits vor 25 Jahren zeigte eine Arbeitsgruppe um Prof. Dr. Claus Niederau in einer weltweit viel beachteten Untersuchung, dass Aderlasstherapien das Leben von Hämochromatose-Patienten verlängern. In den letzten Jahren wurden nun zahlrei-

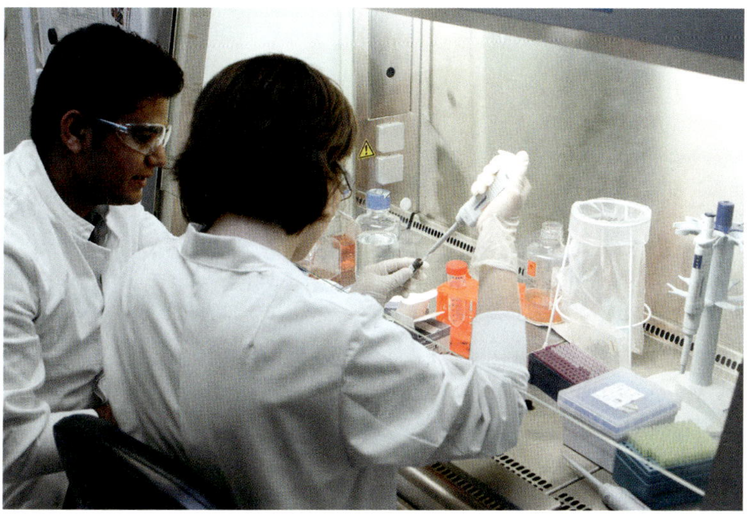

Ein Ziel der Forscher ist die Untersuchung der Mechanismen von Lebererkrankungen.

!

Durch die Forschung können immer mehr Moleküle des Eisenstoffwechsels entdeckt werden.

che weitere Moleküle des komplexen Eisenstoffwechsels aufgeklärt. Hierzu gehört der Botenstoff Hepcidin. Möglicherweise kann Hepcidin ein zusätzlicher Marker sein, der anzeigt, ob Patienten mit dem Gendefekt wirklich Krankheitssymptome entwickeln werden.

Vom Australia-Antigen zum Nachweis von Hepatitis B
Beim medizinischen Fortschritt steht oft der Zufall Pate. Alexander Fleming entdeckte 1928 so nebenbei die keimtötende Wirkung der Schimmelpilze der Gattung Penicillium. In der Lebermedizin war es der US-Mediziner Baruch Samuel Blumberg, dem 1965 der Zufall in die Hände spielte.

Eigentlich war Blumberg auf der Suche nach einem Krebsmittel und analysierte Genvarianten im Blut verschiedener Völker. Im Blut australischer Aborigines untersuchte er ein besonderes Protein, das er „Australia-Antigen" nannte, auf Kreuzreaktionen. Als Negativkontrolle verwendete seine Assistentin ihr eigenes Blut. Diese Negativkontrolle wurde positiv, die Assistentin hatte Australia-Antigen im Blut und entwickelte gleichzeitig eine akute Hepatitis B. Damit war der Zusammenhang mit der Infektion hergestellt, und Blumberg entwickelte einen ersten Test, um Spenderblut auf Hepatitis B zu prüfen. 1969 folgte der Impfstoff gegen Hepatitis B. 1976 wurde Blumberg mit dem Nobelpreis geehrt.

Prognose für die Fettleber

Das Problem Fettleber hat eine enorme Größenordnung erreicht und wächst weiter. Daher ist es für die Medizin essenziell wichtig, eine verlässliche Prognosemethode für Patienten mit Fettleber zu entwickeln. Damit könnten diejenigen identifiziert werden, die in Gefahr sind, an einer Leberzirrhose oder an Leberzellkrebs zu erkranken. In den letzten zehn Jahren gab es hier enorme Forschungsanstrengungen, gerade derzeit läuft ein großes europäisches Verbundprojekt zu diesem Thema, in dem Mechanismen der Leberschädigung bei der Fettleberhepatitis und neue Therapieansätze untersucht werden. Für Patienten ist es dabei wichtig, ob einfache Blutmarker oder bildgebende Verfahren für die Prognose der Krankheitsentwicklung eingesetzt werden können.

Für bessere Therapien

Daneben gilt es, die bestehenden Therapien von Lebererkrankungen weiter zu verbessern. Die dynamischste Entwicklung findet im Bereich der Hepatitis-C-Therapie statt. Zahlreiche Substanzen, aus denen ein Therapeutikum werden könnte, sind in der klinischen Erprobung. Getestet werden sogenannte Proteaseinhibitoren, Polymeraseinhibitoren, aber auch Hemmer von anderen Viruseiweißen oder körpereigenen Molekülen, die an der Hepatitis-C-Virusvermehrung beteiligt sind. Die bisherigen Ergebnisse der Studien sind sehr vielversprechend, am Horizont zeigen sich hohe Heilungsraten, auch für bisher schwierig zu behandelnde Patienten. Wegen der Nebenwirkungen von Inter-

!

In wenigen Jahren können Hepatitis-C-Patienten ohne Einsatz von Interferon mit Tabletten geheilt werden.

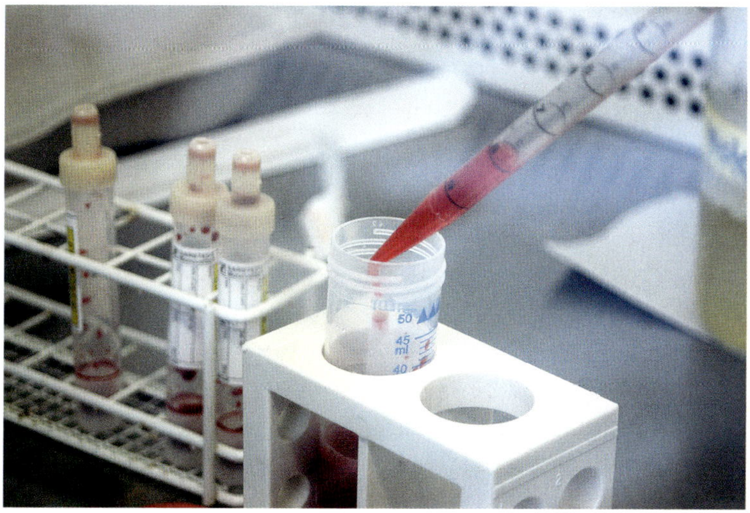

Für die Entwicklung neuer Therapien sind zahlreiche Untersuchungen notwendig.

feron liegt ein besonderer Schwerpunkt auf der Entwicklung interferonfreier Therapien. Auch hier konnten in den vergangenen Jahren in klinischen Studien bereits große Erfolge erzielt werden. Es gilt als wahrscheinlich, dass bereits 2014 viele Patienten ohne Einsatz von Interferon, nur mit Tabletten geheilt werden können.

Komplikationen verhindern

Ein weiterer Forschungsschwerpunkt ist die Entwicklung von Therapien, die die Komplikationen von Lebererkrankungen verhindern oder verbessern. So geht es um den Langzeiteinsatz bestimmter Antibiotika, die im Darm die Bakterien reduzieren, die Ammoniak produzieren – damit wird das Risiko für hepatische Enzephalopathie reduziert. Weiter erforscht wird der Langzeiteinsatz von Antibiotika gegen die Entzündung von Bauchwasser. Ein drittes Thema ist die Suche nach der besten Therapie von Ösophagusvarizen. Hier konkurriert die endoskopische Therapie (Ligatur) mit Tabletten, die den Druck in den Gefäßen senken. Es sind unter anderem Betablocker – mit den bekannten Nebenwirkungen. Andere Medikamente werden getestet, um den Pfortaderdruck zu senken.

Kommt die „künstliche Leber"?

!

Auch der Einsatz von Biolebern aus menschlichen Zellen oder Schweinelebern wird erprobt.

Der Weg zu einer Leberersatztherapie mittels einer „künstlichen Leber" ist noch sehr weit. Schon heute gibt es spezielle Dialysemaschinen, die die Entgiftungsfunktion der Leber übernehmen können. Die Maschine filtert freie und eiweißgebundene Gifte heraus. Sie kommt bei akutem Leberversagen oder bei schweren chronischen Erkrankungen im Endstadium (als „Brücke zur Lebertransplantation") zum Einsatz. Damit wird aber nicht die Lebersynthese (die Produktion der Leber) ersetzt, daher ist nur ein kurzer Einsatz möglich. Es gibt Forschungsansätze zu Biolebern (aus menschlichen Zellen im Labor kultiviert oder Schweinelebern), die diese Synthese übernehmen. Hier gibt es noch viele Probleme und bislang keinen klinischen Einsatz.

Stammzellen

Im Bereich Stammzellenforschung ist es das langfristige Ziel, Stammzellen in der Kulturschale herzustellen, um sie therapeutisch zu nutzen. Daran arbeiten in Deutschland zahlreiche Forschungsgruppen. Die Stammzellen werden mit speziellen Nährmedien in Leberzellen oder Gallenwegzellen umgewandelt. Diese Zellen können dann in Blutgefäße gespritzt werden, die zur Leber führen. Dort wachsen sie an und können entsprechende Funktionen übernehmen. Allerdings sind hier noch viele Fragen offen. Ein Problem ist zum Beispiel, das Wachstum der Stammzellen und der Lebervorläuferzellen zu kontrollieren, damit kein ungehindertes Wachstum und somit Krebs entsteht.

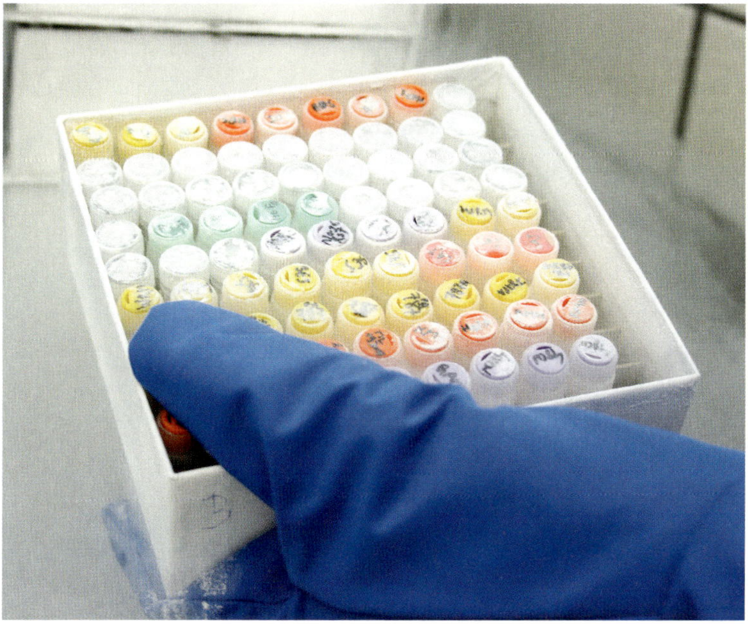

Die Zellen für die Forschung werden in flüssigem Stickstoff gelagert.

Die Forschungslandschaft

Die Forschung zu Lebererkrankungen und ihrer Therapie ist in Deutschland breit aufgestellt. Das Bundesministerium für Bildung und Forschung fördert Verbundprojekte, die Deutsche Forschungsgemeinschaft Einzelprojekte sowie Sonderforschungsbereiche an einer oder mehreren Universitäten. Die Max-Planck-Gesellschaft konzentriert sich auf Grundlagenforschung, die Helmholtz-Gesellschaften auf translationale Projekte, das heißt Forschungen, die eine Brücke von der Grundlagenforschung zu Behandlungen von Patienten schaffen.

Das HepNet Study-House

> !
>
> Im virtuellen HepNet Study-House werden Kooperationen im Bereich klinischer Studien zu akuten und chronischen Virushepatitiden gebündelt.

Für eine effektive Forschungsvernetzung sorgt seit 2002 das Kompetenznetz Hepatitis. Einen besonderen Schwerpunkt bildet dabei das HepNet Study-House. Es ist ein weltweit anerkanntes, virtuelles Haus, in dem viele Kooperationen im Bereich klinischer Studien zu akuten und chronischen Virushepatitiden zusammenlaufen. Seit den 1990er-Jahren hat gerade die Erforschung der Virushepatitiden große Fortschritte erzielt. Hier verfolgt das Kompetenznetz Hepatitis ehrgeizige Ziele. Das Wissen und die Erfahrung von Grundlagenforschern, Kliniken, niedergelassenen Ärzten, Apothekern und Patientenselbsthilfegruppen soll weiter gebündelt werden.

Klinische Studien sind extrem aufwendig und erfordern einen großen logistischen Einsatz, um beispielsweise die Sicherheit der Patienten zu gewährleisten. Große klinische Studien, die unabhängig von der Industrie sind, werden daher immer schwieriger. Hier spielt das HepNet Study-House eine große Rolle. Es kann auf eine Reihe weltweit viel beachteter Studien zur Therapieoptimierung oder zur Entwicklung von neuen Therapien zurückblicken.

Dazu zählt die weltweit größte Studie zur akuten Hepatitis C ebenso wie die HIDIT-Studien, internationale Studien unter Leitung des „Kompetenznetz Hepatitis“ in Kooperation mit Rumänien, Griechenland und der Türkei zur Behandlung der Hepatitis D, die von allen viralen Leberentzündungen die schwerwiegendsten Folgen haben kann.

Im Hep-Net Study-House wurde das Konzept einer „individualisierten“ Therapie der chronischen Hepatitis C entwickelt. Die Dauer der Behandlung wird dabei für den einzelnen Patienten angepasst. Sie richtet sich danach, wie gut der Patient auf die Behandlung reagiert. Mit dieser Anpassung können unnötige Nebenwirkungen und Kosten reduziert werden. Ab 2013 wird das Deutsche Zentrum für Infektionsforschung (DZIF) das HepNet Study-House als Plattform für seine Hepatitis-Studien nutzen. Damit können große Synergien geschaffen werden.

!

Das HepNet Study-House leistet einen wichtigen Beitrag zu einer besseren Patientenversorgung.

Meilensteine der Leberforschung

In der Antike beschreibt Hippokrates (460 bis 370 v. Chr.) erstmals die Gelbsucht. Galen erkennt die Verbindung zu Gallenblase und Milz, er würdigt die Leber als wichtigstes Organ des Körpers. Im Mittelalter erkennt der persische Arzt Avicenna (980 bis 1037), wie wichtig der Urin zur Diagnose von Lebererkrankungen ist.

1800: Baron Antoine Portal beschreibt als erster Arzt Ösophagusvarizen und Leberzirrhose.
1875: Victor Charles Hanot beschreibt die Leberzirrhose als Ursache von Gelbsucht und anderen Leberkrankheiten.
1908: McDonald behauptet, dass die infektiöse Gelbsucht durch Viren ausgelöst wird.
1947: Erste Einteilung der viralen Hepatitis in die Gruppen A und B.
1951: Beschreibung der Autoimmunhepatitis durch Waldenstroem und Nachweis der Wirkung von Steroiden.
1958: Moore entwickelt eine Standardtechnik der Lebertransplantation beim Hund.
1963: Erste (erfolglose) Transplantation einer menschlichen Leber durch Thomas Starzl.
1965: Entdeckung des Hepatitis-B-Virus durch Blumberg.
1967: Erste erfolgreiche Lebertransplantation.
1973: Erstbeschreibung des Hepatitis-A-Virus durch Feinstone.
1977: Erste Beschreibung des Delta-Antigen (Hepatitis-D-Virus) durch Rizzetto.
1980: Entdeckung des Hepatitis E durch Khoury und Balayan.

▸▸

1981:	Lebrec und Mitarbeiter weisen nach, dass eine Betablockertherapie das Risiko für Blutungen aus Speiseröhrenkrampfadern bei Patienten mit Leberzirrhose reduziert.
1981:	Zulassung der ersten Impfung gegen Hepatitis B.
1985/86:	Erste Therapiestudien mit Interferon alpha gegen Hepatitis B und C (non-A/non-B Hepatitis).
1987–1994:	Molekulare Identifizierung wichtiger hepatischer Autoantigene.
1988:	Identifizierung des Hepatitis-C-Virus durch Michael Houghton und Mitarbeiter.
1991:	Erste Leberzelltransplantation.
1993:	Beschreibung des Gens, das für die Kupferspeicherkrankheit Morbus Wilson verantwortlich ist.
1995:	Zulassung erster aktiver Impfungen gegen Hepatitis A.
1996:	Beschreibung einer Genmutation, die für die Eisenspeicherkrankheit verantwortlich ist.
1998:	Zulassung des ersten Medikaments (HBV Polymeraseinhibitor Lamivudine) gegen Hepatitis B, das als Tablette eingenommen werden kann.
1999:	Ralf Bartenschlager und Mitarbeiter zeigen ein erstes Zellkulturmodell zur Hepatitis-C-Virusvermehrung.
2001:	Kombination von pegyliertem Interferon plus Ribavirin als neue Standardtherapie bei Hepatitis C.
2008:	Zulassung des ersten molekularen Medikaments gegen fortgeschrittenen Leberzellkrebs.
2011:	Zulassung der ersten direkten Virushemmer gegen das Hepatitis-C-Virus (Proteaseinhibitoren) zur Behandlung der Hepatitis C.

GESCHICHTEN, DIE DIE LEBER SCHREIBT

Eine Lebererkrankung kann jeden treffen – nicht nur den Alkoholiker oder Drogenabhängigen. Die beiden nachfolgenden Geschichten machen dies nur allzu deutlich.

Tim Plegge: Meine Geschichte

Alles hat mit einfachen Magenschmerzen begonnen. Auf den ersten Blick nichts Ungewöhnliches. Möglicherweise eine Lebensmittelvergiftung – war mein erster Gedanke. Nach zwei Nächten Übelkeit wurde ich plötzlich ganz gelb im Gesicht – höchste Zeit, zum Arzt zu gehen, sagte ich mir.

Diagnose: Akute Hepatitis B. Ich wurde direkt ins Krankenhaus überwiesen. Ein erster Schock! Wie konnte das passieren? Wie konnte ich NICHT dagegen geimpft sein. Ich, der ich doch so sehr auf mich achtgebe. Dann die vermeintliche Beruhigung: Die Diagnose ist nicht selten. Ich bleibe einige Tage unter Beobachtung im Hospital, dann ist alles überstanden, das Virus aus dem Körper raus und ich für immer gegen ihn immun. Mehr könne man da nicht machen – so sei der Verlauf! Ein leichtes Aufatmen stellte sich bei mir ein!

Wie stark meine Leber jedoch schon angegriffen war, das war niemandem zu diesem Zeitpunkt bewusst.

Die Werte wurden immer schlechter – und ich auf die Hepatologie des nächstgrößeren Krankenhauses verlegt. Dann ging alles sehr schnell. Einige Tage noch bei Bewusstsein, dann Leberkoma mit Organversagen.

Der Verlauf der Krankheit hatte sich „fulminant" entwickelt, die einzige lebensrettende Maßnahme war eine Transplantation. Das größte Glück meines Lebens war, das genau zu diesem Zeitpunkt ein für mich perfekt passendes Organ zur Verfügung stand!

Die Operation verlief ohne Probleme, sagte man mir, nachdem ich nach einigen Tagen auf der Intensivstation aus der Narkose langsam wieder zu mir kam. Nicht wissend, was mit mir im Verlauf der letzten Tage überhaupt geschehen war.

Ein zweiter Schock – ein Trauma möglicherweise. Etwas außerhalb meines Einflussbereiches ist mir widerfahren. Bisher war ich doch immer „Herr“ meines Lebens gewesen. Und jetzt das?! Von heute auf morgen ein neues Organ, eine große Narbe, von nun an täglich Medikamente. Medikamente mit Nebenwirkungen! Vorsichtsmaßnahmen! Regelmäßige Kontrolluntersuchungen! Sorgen! Wie soll man da bitte glücklich leben können? Wie überhaupt leben? Ich war sehr geschwächt, konnte kaum laufen, hatte starke Schmerzen und kaum Kraft. In erster Instanz ging es nun ums Heilen. Ab dem Moment begann ein neuer Teil meines bisherigen Lebens.

Es war der Anfang eines Prozesses, der zunächst durch Verzweiflung und Angst geprägt war, dass nichts mehr so sein würde wie vor der Erkrankung. Mit der Zeit jedoch fingen die Gedanken an sich zu klären und ich hörte auf, nach dem „Warum?“ meiner Infektion zu suchen. Hingegen begann ich den Zustand zu akzeptieren und ihn in mein Leben zu integrieren. Nichts kann als Unglück bezeichnet werden, sondern es kommt immer drauf an wie man damit umgeht, was wir aus diesem Ereignis machen und welche Bedeutung wir ihm geben.

Das neue Organ passte sich in seinem eigenen Rhythmus in meinen Körper ein. Die Narben wollten nur sehr langsam heilen. Mit der Zeit habe ich begonnen, die Medikamente als Freunde zu betrachten. Ich wurde ihnen sogar dankbar. Sie wurden zu fürsorglichen Gefährten, welche darauf achteten, dass meine neue Leber nicht wieder in eine heikle Situation geriet. Ich horchte in mich hinein und um mich herum und fand dadurch unterschiedliche Formen und Wege, die den Prozess meiner Heilung unterstützen.

Wir bekommen so viele Möglichkeiten, so viele Chancen, die Richtungen in unserem Leben zu ändern, bevor es zu spät ist. Aber oft geschieht dieses erst, wenn ein Korrektiv auftritt, eben in Form einer Erkrankung oder – wie in meinem Fall – einer akuten Hepatitis B. Man wird gezwungen, die Augen und Ohren zu öffnen, um die tiefe Bedeutung dieses Ereignisses zu verstehen.

Ein Organ zu verlieren heißt, es gehen zu lassen. Ein neues Organ transplantiert zu bekommen heißt, einen neuen Partner in seinem Leben willkommen zu heißen. Ihn zu verstehen, zu akzeptieren und zu integrieren. Dabei ist das Thema des Loslassens ein grundsätzliches Thema, welches sich im Leben eines jeden von uns spiegelt. Gleichzeitig lernt man mit der Zeit, die Hinweise seines Körpers zu beachten und ein großes Vertrauen in dessen Intelligenz zu entwickeln. Auch wenn das Geduld erfordert.

Rückblickend kann ich sagen, dass die Transplantation mich stärker gemacht hat. Erst durch das Annehmen der Situation konnte ich tatsächlich begrüßen, was passiert war. Ich hatte plötzlich das Gefühl, „es" warten neue Aufgaben auf mich. Ich habe weniger Angst, und mir wurde bewusst, dass ich mitten in einem Transformationsprozess stand. Auf einmal wurde mir klar, dass Heilung immer auch die Integration dessen beinhaltet, wonach man sich am meisten sehnt.

Denn nach einem solchen Vorfall ist nichts mehr selbstverständlich im Leben. Jeden Morgen, in dem ich in meinem Körper erwache, bin ich erfüllt von einer Dankbarkeit ihm gegenüber!

Denn schließlich ist er das „Haus" – unsere Basis, die uns trägt! Wenn etwas „heil" ist, dann ist es „ganz" – in einer Einheit von innen und außen. Dies wurde für mich immer klarer, und Heilung bedeutet für mich seither auch immer, Verbindungen zu schaffen. Und so wurde mir durch diese Krankheit auch bewusst, dass es im Leben eigentlich um nichts weiter geht als um die Begegnungen mit den Menschen, die einem auf seinem Weg begleiten!

Ohne meine Familie und meine Freunde, die mich intensiv und über alle Maßen liebend durch diese Zeit geführt haben, wäre ich heute nicht an dem Punkt, an dem ich jetzt bin. Denn wir sind nicht isoliert, sondern in ständiger Interaktion mit unserer Umgebung und der Gesellschaft, in der wir leben und die wir gestalten. Das dürfen wir nur nicht vergessen!

Heute bin ich beglückt über die Richtung, in die sich mein Leben seit der Transplantation entwickelt hat. Die Worte Geduld, Liebe und Dankbarkeit haben wieder eine neue Dimension bekommen in meinem Leben. In Bezug auf das Verhältnis zu meinem Körper, aber auch in Bezug auf meine Mitmenschen.

Niemandem auf dieser Welt möchte ich eine solche Erfahrung wünschen, es soll auch nicht so aussehen, als sei ein solcher Schicksalsschlag notwendig gewesen für mein Leben. An den Punkt, an dem ich heute bin, wäre ich vielleicht auch über einen anderen Weg gelangt. Dazu hätte ich nur gegen Hepatitis B geimpft sein müssen!

Erläuterung

Eine Infektion (Ansteckung) mit Hepatitis-B-Viren (HBV) führt bei Erwachsenen oft zu einer schweren Leberentzündung (Hepatitis), man nennt das dann eine akute Hepatitis B. Anfangs stehen dabei uncharakteristische Beschwerden im Vordergrund wie Müdigkeit, leichtes Unwohlsein, Schlappheit. Ist die Leberentzündung so ausgeprägt, dass bestimmte Entgiftungsfunktionen der Leber eingeschränkt werden, tritt eine Gelbsucht (Ikterus) auf. Die Gelbsucht ist also immer ein Zeichen für eine schwere Entzündung der Leber. Dennoch heilt auch in diesem Stadium die akute Hepatitis meist folgenlos aus und man ist anschließend – wie nach einer Impfung – vor einer erneuten HBV-Infektion geschützt. Zunächst kann man also guter Hoffnung sein!

Es können aber auch Komplikationen auftreten. Besonders gefürchtet ist der sogenannte fulminante Verlauf der akuten Hepatitis B, der zu einem Leberversagen führt. Bei einem akuten Leberversagen ist die Entzündungsreaktion so ausgeprägt, dass es durch den massiven Untergang der Leberzellen zu einem Ausfall aller Funktionen der Leber kommt. Das drohende Leberversagen erkennt man frühzeitig an einer Abnahme bestimmter Eiweißstoffe (insbe-

▶▶

sondere Gerinnungsfaktoren) im Blut – die Leber ist also nicht mehr in der Lage, die lebensnotwendigen Stoffwechselvorgänge zu leisten. Kommt es also im Rahmen einer akuten Hepatitis B zu einem Abfall bestimmter Leberfunktionsparamter im Blut, so ist höchste Eile geboten, und der Patient muss in ein Lebertransplantationszentrum verlegt werden.

Treten dann weitere Beschwerden, wie Verwirrtheit, Schläfrigkeit oder gar eine Bewusstlosigkeit (Koma) auf, ist die Lebertransplantation die einzige lebensrettende Maßnahme. Körpereigene Stoffwechselgifte, wie Ammoniak, die normalerweise in der Leber abgebaut und damit entgiftet werden, gelangen beim Leberversagen in hohen Konzentrationen in die Blutbahn und führen im Gehirn zu einer gefährlichen Schwellung, die zum Hirntod führen kann.

Nach einer Lebertransplantation übernimmt die neue Leber umgehend alle wichtigen Stoffwechselfunktionen und die Hirnfunktionsstörungen sowie die Hirnschwellung bilden sich sofort zurück. Um die Transplantatleber vor Abstoßungsreaktionen zu schützen, müssen lebenslang Medikamente eingenommen werden, die das Abwehrsystem dämpfen. Insgesamt ist jedoch das Risiko, die neue Leber durch eine Abstoßungsreaktion zu verlieren, gering, und man kann im Langzeitverlauf die Dosis der Medikamente meist deutlich reduzieren. Dadurch wird auch die Verträglichkeit und Sicherheit der Behandlung verbessert. Durch eine zusätzliche antivirale Behandlung wird die neue Leber vor einer Ansteckung mit den Hepatitis-B-Viren geschützt. Aber auch diese vorbeugende Behandlung muss lebenslang durchgeführt werden.

Prof. Dr. Thomas Berg

Oliver Schafheutle: Schleichende Verschlechterung

„Born on the 24th of August“ – eine kleine Hommage an meinen Namensvetter, den Regisseur Oliver Stone – verlief mein Leben bis zum Alter von 30 Jahren in Bezug auf Krankheiten recht unproblematisch. Auch die allgemeine Gesundheit war – bis auf die üblichen Kinderkrankheiten – in keiner Weise infrage gestellt: sie war intakt. Viel Sport, kein Rauchen, wenig Alkohol.

Erst als mein Vater im Alter von 50 Jahren an Leukämie erkrankte, tauchten Schatten auf. Gesundheit wurde zum veränderbaren Begriff. Der innige Familienzusammenhalt und die pragmatische, nahezu technische Herangehensweise meines Vaters an diese Herausforderung wurde integraler Bestandteil des Lebens. Der Tod war unerwartet in den Fokus getreten. Zwei Jahre hielt er noch durch, dann schlug die trockene „funeral drum“.

Sensibilisiert und nicht mehr ganz unbeschwert pflügte ich weiter die Schollen meines Lebens, immer noch sportiv, gesund und heiter. Bis etwa 1996 am klaren Himmel kleine Schleier auftraten: Komisch, 100 km Rad zu fahren, das war doch sonst nicht so anstrengend? So antriebsschwach war ich doch früher nicht – wieso hängt der Bauch so herunter?

Alles nicht dramatisch, du bist schließlich nicht mehr der Jüngste und andere interne Begründungen waren schnell gefunden. Aber streng genommen ging es ab da eigentlich nur noch bergab. Nur in Nuancen – bestenfalls seitwärts – aber stetig. Bedingt durch die genaue Kenntnis meines Körpers, was die Leistungsfähigkeit anbelangt, kam letztlich doch Nervosität auf, besonders als damit seltsame Beschwerden aus dem rheumatischen Formenkreis einhergingen. Hautentzündungen, die vornehmlich symmetrisch und an den verschiedensten Stellen am Körper auftraten.

Berufliche Veränderungen führten mich 1998 nach Berlin, wo dann auch die Gelenke anfingen zu schmerzen, auch wieder symmetrisch. Als dann massiver Leistungsverlust und in den Arm strahlende Schmerzen einsetzten, lieferte ich mich selbst ins Krankenhaus ein. Dort wurde auch gleich ein massiv erhöhter Entzündungswert diagnostiziert, dies aber vom Chefarzt als Sommergrippe abgetan und nach sechswöchiger Diagnostik mit den Worten „Sie waren mal krank, jetzt sind Sie wieder gesund!" kommentiert.

Ich sah das anders und klammerte mich ans Bett, worauf eine Verlegung in die Charité ins Auge gefasst wurde, weil ich 1995 meinen Urlaub auf Sri Lanka verbracht habe und die Infektion mit einem unbekannten Virus im Raum stand. Scheinbar verschreckt durch die Anfrage, ob denn noch kein Thorax-CT veranlasst wurde, kam das Maschinchen dann doch noch zum Einsatz und fand – siehe da – diverse erbsengroße Verschattungen im linken Lungenflügel. Holla, dann wehten die Fahnen! Sofortige Verlegung zu einem namhaften Großmeister in den Wedding und Öffnung des Thorax zur Materialgewinnung. Lange Rede, kurzer Sinn: Im weitesten Sinne wurde eine Sarkoidose diagnostiziert. Postoperativ kam ich überraschend schnell wieder auf die Beine und alles war fast wieder so wie früher.

Der Himmel füllte sich jedoch mit flauschigen Kumulus-Wolken, schön anzusehen, aber zum Sonnen nicht mehr wirklich geeignet. Antriebsschwäche, häufiger trockener Husten, Oberbauchschmerzen, Leistungsmangel. Konsultationen bei diversen Ärzten endeten stets mit Aussagen wie unklarer Krankheitszustand oder unspezifische Symptomatik. Mein Arbeitstag war nur durch einen Mittagschlaf im Büro durchzuhalten, immer öfter musste ich ganz pausieren und verbrachte wochenlang zu Hause.

Im Sommer 2002 führte mich die Odyssee nach Frankfurt, wo bei einem Doppler-Ultraschall eine Thrombose der Lebervene diagnostiziert wurde. Bei einer Punktion der Leber wurden auch

Entzündungsherde entdeckt, die auf die bereits diagnostizierte Sarkoidose hindeuteten. Als Therapie wurde Decortin in hoher Dosierung angesetzt.

An ein Arbeiten war schon lange nicht mehr zu denken, der Tagesablauf beschränkte sich auf Ausruhen und leichte Mobilisierung. Meinem Antrag auf Erwerbsminderungsrente wurde stattgegeben. Keine Auszeichnung für einen 36-Jährigen. Aber das spielte keine Rolle, wichtig war mir, den Gesundheitszustand nur irgendwie zu erhalten, wenn nicht sogar zu verbessern. Versuche, die Decortin-Therapie durch andere Medikamente zu ersetzen, schlugen ebenso fehl wie Anstrengungen, die eigentliche Ursache des Ganzen zu ergründen. Zu kompliziert und interdisziplinär gestaltete sich die Symptomatik, als das sich ein Arzt damit längere Zeit auseinandersetzen konnte und wollte.

Seit 2002 bildete sich durch die immer weiter verminderte Leberleistung vermehrt Bauchwasser, das anfangs medikamentös in Griff zu halten war. Später musste punktiert werden, da die Neubildung zu schnell erfolgte und bis zu zehn Liter betrug. Ich kann sehr gut nachempfinden, wie sich schwangere Frauen fühlen!

Eine asketische, gesunde Lebensweise und die Bilanzierung der Nahrungsaufnahme und Ausscheidungen retteten mich über ein weiteres Jahr. Mitte 2003 ging es mir aber so schlecht, dass ich mich auf Anraten meines Hausarztes doch in der Medizinischen Hochschule Hannover vorstellte, um die Therapiemöglichkeiten auszuloten. Schnell war klar, dass in meinem Zustand nur noch eine Organtransplantation als Option zur Verfügung stand.

Ich verspürte trotz all der Ausweglosigkeit der Lage immer genügend Lebensenergie, die mich auch die zwei unmittelbar aufeinanderfolgenden Transplantationen mit anschließendem sechswöchigem Zwangskoma ertragen ließ. Dann vergingen allerdings vier Monate, bis ich mich wieder halbwegs normal bewegen konnte. Ein „Reset“ sozusagen, gehe vor bis auf Los. Seit mehr als sechs Jahren ist meine Lage nun stabil, die Leberwerte nahezu unauffällig. Es wird zwar nie wieder so werden wie früher, aber das Weiterleben ist schon Geschenk genug.

Rückblickend kann ich sagen, dass die schleichende Verschlechterung des Gesundheitszustandes das Heimtückische an Lebererkrankungen ist. Wer seinen Körper nicht kennt, wird immer versuchen, die zunehmenden Einschränkungen in Kauf zu nehmen oder als lapidar abzutun. Ist der einzige Ausweg eine Organtransplantation, treten zu den gesundheitlichen Aspekten auch ethische in den Vordergrund, die durchaus psychisch belastend sein können. Deswegen sind intakte Familienverhältnisse oder ein inniger Freundeskreis von großer Bedeutung. Mit der medizinischen Betreuung sollte unbedingt eine seelsorgerische einhergehen.

Erläuterung

Die Geschichte von Herrn Schafheutle zeigt eindrucksvoll, wie eine Leberschädigung Teil einer ganz anderen Erkrankung sein kann und wie „Lebersymptome" oft lange unterschätzt werden. Die „Sarkoidose" (auch Morbus Boeck genannt) ist eine Erkrankung, bei der eine Veränderung der Immunantworten zur Bildung von kleinen Knötchen (Granulomen) in verschiedenen Organen führt. Am häufigsten betroffen ist die Lunge, in mehr als der Hälfte aller Fälle kann aber auch die Leber verändert sein. Die Symptome sind nicht eindeutig, sie sind meist ähnlich wie bei einer sich länger hinziehenden Infektion. Wie bei dem Großteil der Lebererkrankungen ist der Prozess der Leberschädigung schleichend und zieht sich über viele Jahre hin. Herr Schafheutle beschreibt die Antriebs- und Leistungsschwäche und sowie uncharakteristischen Oberbauchschmerzen. Viele Leberpatienten geben exakt die gleichen Beschwerden an, und dabei spielt es kaum eine Rolle, ob die Ursache eine virale Hepatitis, eine Fettleberhepatitis oder eine autoimmune Hepatitis ist. Bei einer

▶▶

Lebersarkoidose zeigen die Leberwerte in der Regel ein „cholestatisches" Muster. Das bedeutet, dass die Gamma-GT und die alkalische Phosphatase erhöht sind, während die Glutamat-Pyruvat-Transaminase und Glutamat-Oxalacetat-Transaminase nicht unbedingt verändert sein müssen (siehe Kapitel „Ist meine Leber krank?"). Die Diagnose einer Leberbeteiligung kann aber letztlich nur durch eine Lebergewebeprobe gesichert werden.

Herr Schafheutle konnte aufgrund der Erkrankung zwar nicht weiter in seinem Beruf arbeiten, aber die Leberfunktion war über mehrere Jahre immerhin noch ausreichend. Das Fass zum Überlaufen brachte dann jedoch eine Thrombose der Lebervenen. Die Erkrankung des gesamten Organsystems mit der chronischen Entzündung hat wahrscheinlich zu einer gesteigerten Gerinnungsneigung des Blutes geführt. Das Blut in den Lebervenen ist geronnen und der Blutabfluss aus der Leber war behindert. Das konnte die schon über Jahre geschädigte Leber nicht mehr ausgleichen. Im Verlauf zeigten sich dann die Symptome einer Leberzirrhose sowie die Entstehung von großen Mengen Bauchwassers. Auch das ist typisch für viele Lebererkrankungen: Gibt es nur eine Ursache für die Erkrankung und stellen sich keine anderen Komplikationen ein, dann schreitet die Erkrankung oft nicht oder nur sehr langsam voran. Ein zweiter Schlag führt dann aber häufig zu einer „Dekompensation", einer dramatischen Verschlechterung des Gesundheitszustandes. Gerade für Lebererkrankungen ist es daher so wichtig, diesen zweiten Schlag zu verhindern: Kein Alkohol bei Virushepatitis, Gewichtsreduktion bei übergewichtigen Patienten mit einer anderen Lebererkrankung, Impfungen zum Schutz vor Virusinfektionen für alle Leberpatienten, Verhinderung einer Bauchwasserinfektion mit Bakterien bei bereits bestehender Leberzirrhose etc.

Herr Schafheutle hatte Glück im Unglück: Er erhielt ein neues Organ. Ärzte stellen sich aber – wie in jedem Fall auch hier – die Frage: Was hat letztlich genau zur Entwicklung der Leberzirrhose

▶▶

geführt? Hätte die Transplantation durch frühe Therapien verhindert werden können? Kommt die Erkrankung nach einer Transplantation wieder? Was lernen wir aus diesem Fall für andere Patienten? Haben Angehörige des Patienten ein erhöhtes Risiko, ein ähnliches Schicksal zu erleiden? Für viele Lebererkrankungen können wir im Jahre 2010 schon Antworten auf diese Fragen geben, die in diesem Buch beschrieben werden. Für andere Lebererkrankungen sind aber noch weitere Forschungen zum Verständnis der Erkrankungsursachen und Entwicklungen neuer gezielter Therapien notwendig, um das Forschreiten zur Leberzirrhose und die Notwendigkeit einer Lebertransplantation zu verhindern. Dies gilt insbesondere auch für Leberbeteiligungen im Rahmen von Systemerkrankungen wie der Sarkoidose.

Prof. Dr. Heiner Wedemeyer

55 FRAGEN ZU LEBER-ERKRANKUNGEN

Hier beantworten wir häufige Fragen rund um die kranke Leber, die Patienten und ihre Angehörigen stellen.

1. Warum schmerzt die Leber nicht?

In der Leber befinden sich keine Nerven für das Schmerzempfinden, so dass die Leber selber nicht wehtun kann. Allerdings befinden sich in der Leberkapsel Nervenfasern, die ein Schmerzgefühl auslösen können. Dies geschieht vor allem dann, wenn es zu einer Schwellung der Leber bei bestimmten Lebererkrankungen kommt.

2. Hat ein Druckschmerz im Oberbauch eine Bedeutung?

Ein Druckschmerz im rechten Oberbauch kann Zeichen für eine Leberschwellung bei verschiedenen Lebererkrankungen sein. Es ist allerdings zu beachten, dass auch andere Erkrankungen einen solchen Schmerz auslösen können. Hier sind vor allem Erkrankungen im Magen, Zwölffingerdarm und in der Bauchspeicheldrüse zu nennen.

3. Macht eine regelmäßige Vorsorgeuntersuchung Sinn?

Ja! Es kann durchaus sein, dass über viele Jahrzehnte leicht erhöhte Leberwerte vorliegen und ein Patient dies gar nicht bemerkt. Viele Erkrankungen der Leber verursachen nämlich lange Zeit keine Beschwerden und werden erst in weit fortgeschrittenem Stadium bemerkt. Deshalb wäre es sehr wünschenswert, erhöhte Leberwerte (als Zeichen einer möglichen Lebererkrankung) frühzeitig festzustellen. Wenn der Hausarzt eine Lebererkrankung vermutet, kann er die Testung der Leberwerte mithilfe einer normalen Blutentnahme durchführen lassen.

4. Welche Bedeutung haben erhöhte Leberwerte?

In vielen Fällen sind leicht erhöhte Leberwerte nicht weiter schlimm. Allerdings ist es ratsam, bei allen Patienten mit mehrfach erhöhten Leberwerten eventuell behandlungsbedürftige oder überwachungsbedürftige Erkrankungen auszuschließen. Hierzu können z. B. Infektionen mit bestimmten Hepatitis-Viren, das Vorliegen einer Eisenspeicherkrankheit und insbesondere bei entsprechendem Risikoprofil auch speziellere Lebererkrankungen gehören. Es ist allerdings vorher genau zu prüfen, was mit „erhöhten Leberwerten" genau gemeint ist. Ist nämlich nur die Gamma-GT erhöht, hat dies häufig keine große Relevanz für die Leber. Spezifischer für einen wirklichen Leberschaden ist die GPT (auch ALT genannt). Ein erhöhter Gamma-GT-Wert kann jedoch auf andere Krankheiten hinweisen – und zum Beispiel auf ein erhöhtes Risiko für Herzinfarkt oder Diabetes schließen lassen.

5. Was ist zu tun, wenn die Leberwerte nicht in Ordnung sind?

Die Ursachen für erhöhte Leberwerte sind vielfältig: Der häufigste Grund in Deutschland ist Übergewicht. Übergewichtige Menschen haben leider auch häufig eine Fettleber und in einer Fettleber kann eine chronische Leberentzündung entstehen. Gleich danach kommt als Ursache ein vermehrter Alkoholkonsum. Dabei wird kontrovers diskutiert, welche Menge Alkohol sich der Mensch gefahrlos leisten kann. Darüber hinaus gibt es andere Gründe für Lebererkrankungen: Infektionen mit Hepatitisviren, genetische Erkrankungen wie die Eisenspeicherkrankheit oder die Kupferspeicherkrankheit, autoimmune Lebererkrankungen oder andere Infektionen oder toxische Belastungen der Leber durch Medikamente, Gifte oder berufliche Expositionen.

6. Was ist eine Fettleber?

Die Fettleber (Steatosis hepatis) ist eine häufige Erkrankung der Leber, die durch die Einlagerung von Fett in die Leberzelle gekennzeichnet ist. Dadurch ist die Funktion der Leber eingeschränkt. Ursache dafür sind vor allem Übergewicht oder Alkoholmissbrauch. Die Fettleber kann sich zusätzlich entzünden. Ist dies der Fall, spricht man von einer Fettleberhepatitis (Steatohepatitis).

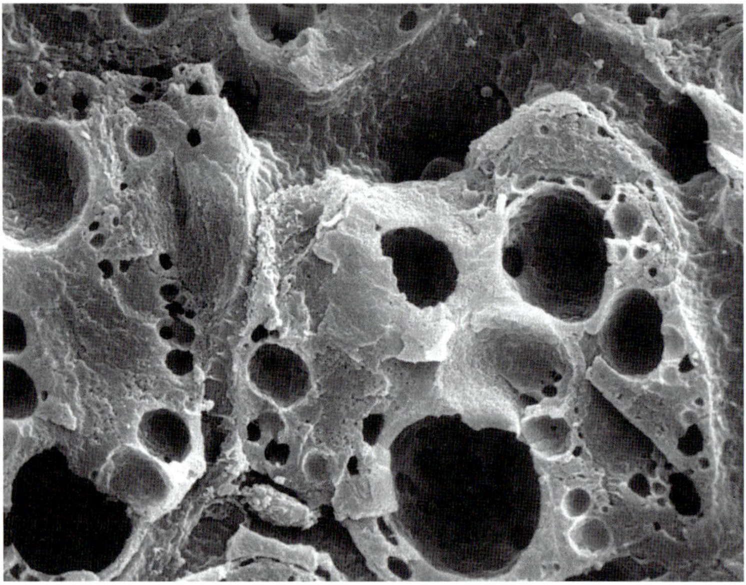

Leberzellverfettung: Durch die Einlagerung von Fetttröpfchen in Leberzellen, hier als kleine Vertiefungen oder große dunkle Höhlen zu erkennen (das Fett wurde herausgelöst), schwellen die Zellen an und verengen die Blutgefäße. Folge ist eine Durchblutungsstörung. (Rasterelektronenmikroskopaufnahme: Franz-Josef Vonnahme, Hameln)

7. Was ist eine Leberzirrhose?

Bei der Leberzirrhose ist die Leber komplett vernarbt. Wenn man eine chronische Entzündung der Haut hat und sich ständig kratzt, bleiben dauerhafte Narben auf der Haut zurück. Genauso muss man sich den Prozess der Entstehung einer Leberzirrhose vorstellen. Über viele Jahre ist die Leber entzündet, womit eine Narbenbildung einhergeht. Das Fasergewebe in der Leber wächst. Bis zu einem gewissen Grad kann dieses Fasergewebe wieder abgebaut werden, wenn man die chronische Entzündung erfolgreich behandelt. Deshalb ist es so wichtig, Lebererkrankungen rechtzeitig zu erkennen. Wenn nämlich ein gewisser Punkt überschritten und die Leber schon stärker geschädigt ist, ist eine Leberzirrhose häufig nicht mehr rückbildungsfähig. Dann ist das Organ dauerhaft geschädigt, die Funktion der Leber ist eingeschränkt und es kommt zu zahlreichen Komplikationen.

8. Kann die Diagnostik unterscheiden, ob die Leberzirrhose durch Alkohol oder Virushepatitis entstanden ist?

Patienten mit Leberzirrhose haben häufig mehrere Gründe, warum die Leberzirrhose sich entwickelt hat. So gibt es Patienten mit Hepatitis C, die zusätzlich viel Alkohol getrunken haben oder es gibt Patienten, die eine Fettleberentzündung haben und zusätzlich mit einem Hepatitis-Virus infiziert sind. Welcher dieser verschiedenen Gründe am Ende ausschlaggebend war, lässt sich meist nicht mehr bestimmen. Entscheidend ist in jedem Fall, möglichst alle leberschädigenden Mechanismen zu vermeiden oder zu therapieren.

9. Was ist der Unterschied zwischen Fibrose und Zirrhose?

Eine überschießende Synthese und Ablagerung von Bindegewebskomponenten in der Leber spielt bei der Entstehung der Leberfibrose eine entscheidende Rolle. Eine Leberzellschädigung im Gefolge einer chronischen, fortschreitenden Erkrankung kann zu einer vermehrten Fibrosierung (Bindegewebsvermehrung) führen und dadurch eine komplette Vernarbung der Leber auslösen. Dieser Endzustand wird als Zirrhose bezeichnet.

10. Wie kann man messen, wie stark die Fibrose der Leber bereits fortgeschritten ist?

Auf der einen Seite ist der direkte Nachweis von Bindegewebe in der Leber mit Hilfe einer Leberbiopsie der sogenannte „Goldstandard“. Eine Leberbiopsie kann allerdings in seltenen Fällen mit Komplikationen verbunden sein. In den vergangenen Jahren wurden zahlreiche alternative Möglichkeiten entwickelt, die nicht so invasiv wie eine Leberbiopsie sind. Dazu gehört die Messung der „Leberelastizität“. Hier hat sich vor allem die Elastographie als hilfreiche Methode erwiesen. Mit diesem speziellen Verfahren, welches nach einem ähnlichen Prinzip wie ein Ultraschall funktioniert, kann man ohne nennenswerte Risiken die

Leberelastizität bestimmen. Hieraus lassen sich Rückschlüsse über den Umbau der Leber schließen, die sehr gut mit dem Leberbindegewebeanteil korreliert. Darüber hinaus gibt es auch Bluttests, die den Fibrosegrad anhand bestimmter Blutbestandteile messen. Diese weniger invasiven Methoden sind allerdings aktuell in Deutschland nur in größeren Schwerpunktpraxen und Spezialambulanzen verfügbar. Eine Leberbiopsie bietet außerdem verschiedene Vorteile. Unter anderem lässt sie zum Teil Rückschlüsse auf Ursache und Art der Erkrankung zu. Außerdem gibt es hier längere Erfahrungen. Daher ist eine Leberbiopsie unter bestimmten Umständen nicht zu vermeiden.

11. Wie schmerzhaft ist eine Leberpunktion?

In geübten Händen ist eine Leberpunktion (Leberbiopsie) selten schmerzhaft. Allerdings kann man nicht hundertprozentig voraussagen, dass nicht doch leichte Schmerzen auftreten können. In vielen Fällen kann eine Punktion gefahrlos ambulant durchgeführt werden. Allerdings wird in bestimmten Risikokonstellationen eine 24-stündige Überwachung in einem Krankenhaus empfohlen. Hier können Blutungen, die in seltenen Fällen auch verzögert auftreten, rechtzeitig erkannt und behandelt werden.

12. Kann man mit Ultraschall eine beschädigte Leber erkennen?

Eine Ultraschalluntersuchung des Bauches ist ganz wichtig für Patienten mit erhöhten Leberwerten. Zum einen kann man fortgeschrittene Leberschädigungen bereits direkt im Ultraschall erkennen, zum anderen ist es eine wichtige Vorsorgemaßnahme zur frühzeitigen Entdeckung von Leberzellkrebs. Außerdem erlauben es moderne Geräte, den Blutfluss durch die Leber zu bestimmen, was ebenfalls gute Hinweise auf das Ausmaß eines Leberschadens geben kann. Schließlich kann man im Ultraschall Komplikationen der Leberzirrhose gut erkennen.

13. Wann muss bei einer im Ultraschall hellen Leber eine Punktion durchgeführt werden?

Eine helle Leber in der Sonographie bedeutet häufig eine vermehrte Fetteinlagerung in den Leberzellen. In diesen Fällen muss man unterscheiden, ob nur eine vermehrte Fetteinlagerung oder ob evtl. zusätzlich eine Entzündung der Leber vorliegt. Dies kann u. a. durch eine Leberbiopsie erfolgen. Die Entscheidung, wann eine Punktion der Leber notwendig ist, sollte im Einzelfall allerdings immer mit dem behandelnden Arzt besprochen werden.

14. Wie bemerke ich, dass ich eine Hepatitis habe?

Leider gibt es keine spezifischen Symptome, die eindeutig eine Leberentzündung anzeigen. Viele Patienten mit einer chronischen Hepatitis fühlen sich einfach nur dauerhaft matt und abgeschlagen. Einige Patienten berichten auch über einen dumpfen Druckschmerz im rechten Oberbauch. Andere Patienten leiden einfach unter Gelenkschmerzen. Nur im Falle einer starken akuten Hepatitis oder im fortgeschrittenen Stadium einer Leberzirrhose stellt sich eine so genannte „Gelbsucht“ ein.

Mögliche Anzeichen einer Lebererkrankung.

Anzeichen einer Lebererkrankung:

- Müdigkeit/Abgeschlagenheit
- Gelbfärbung der Augen
- Hochrote Zunge
- Juckreiz
- Schmerzen im rechten Oberbauch
- Wassereinlagerungen im Gewebe oder im Bauch (Aszites)
- Dunkler Urin
- Neigung zu Blutergüssen
- Weiß verfärbte Nägel
- Spinnartige sichtbare Äderchen (Lebersternchen)
- Fleckige Rötung der Handinnenflächen

15. Muss eine Gallenblase mit Steinen immer entfernt werden?

Viele Menschen haben Gallensteine, aber nicht alle Patienten bemerken diese. Bei diesen Patienten ist es nicht nötig, die Gallenblase zu entfernen. Nur bei Patienten, die Beschwerden aufgrund der Steine haben, sollte die Gallenblase entfernt werden.

16. Wie oft muss bei der Eisenspeichererkrankung ein Aderlass durchgeführt werden?

In der ersten Phase sollte etwa einmal pro Woche ein Aderlass (ca. 500 ml Blut) erfolgen. Sobald sich die Eisenwerte normalisiert haben, können die Abstände zwischen den einzelnen Aderlässen verlängert werden. Dauerhaft sind etwa vier bis zwölf Aderlässe im Jahr in Abhängigkeit der Eisenwerte anzustreben.

17. Was ist ein TIPS?

Ein TIPS ist eine künstliche Verbindung der Pfortader mit den Venen hinter der Leber, die das Blut aus der Leber zum Herzen führen. Die Verbindung erfolgt durch ein Plastikröhrchen, das mithilfe eines Katheters über die Halsvenen in die Leber eingelegt wird.

18. Wie werden Hepatitis A, B und C übertragen?

Die Hepatitis A kommt z. B. in südeuropäischen Ländern häufig vor. Die Viren werden mit dem Stuhl ausgeschieden und durch engen körperlichen Kontakt weitergegeben oder mit kontaminierten Nahrungsmitteln sowie fäkal verunreinigtem Trinkwasser aufgenommen. Häufige Infektionsquellen für eine Hepatitis A sind, nach Kontakt mit kontaminiertem Trinkwasser, roh oder ungenügend gekochte Muscheln, Austern oder andere Schalentiere sowie Gemüse.

Die Übertragung von Hepatitis B geschieht vor allem durch Blut- und Schleimhautkontakte (z. B. Transfusionen oder sexuelle

Drogen und die Folgen

In der Kulturszene sind Drogen und Alkohol weitverbreitet. Viele glänzende Künstler litten darunter. Der deutsche Musiker Rio Reiser („König von Deutschland") war alkoholabhängig und wurde nur 46 Jahre alt. Sein Alkoholmissbrauch hatte die Leber schwer geschädigt, es entwickelten sich Krampfadern in der Speiseröhre. 1996 kam es zu tödlichen Blutungen.

Die US-Sängerin Natalie Cole berichtete offen über ihre Drogensucht, die zu Nierenproblemen und einer Hepatitis C führten. Der US-Rocksänger Steven Tyler war in anderer Weise davon betroffen – bei einer Bluttransfusion war ihm mit Hepatitis C infiziertes Blut übertragen worden. Nach einer längeren Therapie konnte er 2006 von der Infektion geheilt werden.

Die britische Popikone Marianne Faithfull machte immer wieder durch Drogenexzesse Schlagzeilen. 2007 erklärte sie im Fernsehen, dass sie seit zwölf Jahren an Hepatitis C leide.

Kontakte), aber auch durch kontaminierte Nadeln beim intravenösen Drogenkonsum.

Die Übertragung von Hepatitis C erfolgt durch direkten Blut-Blut-Kontakt. Die meisten heute bestehenden Infektionen lassen sich auf intravenösen Drogenkonsum und Transfusion von Blutprodukten vor 1990 zurückführen. Dialyse-Patienten sind ebenfalls häufiger betroffen. Heute ist eine Infektion über Blutprodukte praktisch ausgeschlossen, da seit 2001 jedes Blutprodukt direkt auf das Hepatitis-C-Virus getestet wird. Sehr selten gehen Hepatitis-C-Virusinfektionen auf Sexualverkehr mit Hepatitis-C-positiven Geschlechtspartnern zurück. Außerdem stellen Tätowierungen, Piercings, Akupunktur und medizinische Eingriffe unter nicht hygienischen Bedingungen Risikofaktoren dar. Übertragungen einer Infektion von einer infizierten Mutter auf das Kind vor oder während der Geburt kommen in bis zu 7 Prozent der

Fälle vor. Leider lässt sich die Infektionsursache in vielen Fällen nicht sicher eruieren.

19. Muss ich mich gegen Hepatitis A und B impfen lassen?

Die Ständige Impfkommission des Robert-Koch Instituts empfiehlt eine Impfung gegen Hepatitis A bei folgenden Risikogruppen: Reisende in tropische Regionen, medizinisches Personal in Kinderkliniken, Personal in Kindergärten und Kindertagesstätten, Küchenpersonal, Homosexuelle, Kanalarbeiter. Die Hepatitis-B-Impfung wird bei Kindern/Jugendlichen und folgenden Risikogruppen empfohlen: Fernreisende in Endemiegebiete, medizinisches Personal, Dialysepatienten, Kontaktpersonen von Infizierten, die im selben Haushalt leben, Kinder in Gebieten mit hoher Rate von Infizierten, Drogenabhängige, Homosexuelle, Personen mit häufig wechselnden Sexualkontakten, Geistig Behinderte, Neugeborene.

Es gibt Hinweise, dass eine akute Hepatitis-A-Virusinfektion häufiger einen fulminanten Verlauf bei Patienten nimmt, die schon an einer chronischen Hepatitis-B- oder -C-Infektion leiden. Auch wenn dies kontrovers diskutiert wird, empfehlen wir eine Impfung gegen das Hepatitis-A- und -B-Virus bei Patienten mit chronischer Hepatitis. Die Kosten der Hepatitis-B-Impfung werden bei Kindern und Jugendlichen bis 18 Jahren von der Krankenkasse übernommen.

20. Gibt es eine Impfung gegen Hepatitis C?

Es gibt leider noch keinen Impfstoff gegen Hepatitis C. Viele Wissenschaftler, auch in Deutschland, arbeiten daran.

21. Schützen wirklich alle Impfungen? Kann man nach der Impfung testen, ob Impfschutz besteht?

Wir müssen zwischen den Hepatitis-Viren unterscheiden, für die eine Impfung zur Verfügung steht. Wahrscheinlich besteht nach einer Hepatitis A-Impfung ein lebenslanger Schutz. Die Impfung ist seit gut 15 Jahren zugelassen und es sind keine Infektionen nach erfolgreicher Impfung bekannt. Das ist leider nicht im gleichen Maße der Fall für die Impfung gegen Hepatitis B. Hier gibt es in 5 bis 10 Prozent der Fälle sogenannte „Impfversager". Diese Rate kann sogar noch höher sein bei älteren Menschen oder solchen mit einem eingeschränkten Immunsystem. Personen, die ein erhöhtes Risiko für eine Infektion haben (z. B. Personen in medizinischen Berufen, Angehörige von Hepatitis-B-Patienten, Drogenabhängige), sollten ihren anti-HBs-Titer kontrollieren lassen. Wenn das anti-HBs auf < 10 U/l abgefallen ist, kann trotz Impfung das Risiko für eine Infektion vorhanden sein.

22. Darf ich mich während der Schwangerschaft gegen Hepatitis B impfen lassen? Kann während der Stillzeit eine Impfung gegen Hepatitis B erfolgen?

Eine Schwangerschaft stellt für eine Impfung gegen das Hepatitis-B-Virus keine Gegenanzeige dar, dennoch sollte sie nur bei einem Risiko für eine Hepatitis B durchgeführt werden. Bei einem hohen Risiko, an Hepatitis B zu erkranken, ist eine Impfung sogar wichtig. Eine Impfung ist kein Grund für das Aufschieben einer geplanten Schwangerschaft. Vor einer Schwangerschaft sollte auf jeden Fall das Vorliegen einer Hepatitis B bzw. der Impfschutz untersucht werden. Es gibt es keine Daten zum Einfluss einer Hepatitis-B-Impfung in der Stillzeit. Die Stillzeit ist prinzipiell keine Gegenanzeige für eine Hepatitis-B-Impfung. Es gilt aber, dass eine Impfung nur durchgeführt werden sollte, wenn es wirklich notwendig ist. Gleiches gilt für die Hepatitis-A-Impfung.

23. Wann spricht man von einer chronischen Hepatitis C?

Eine chronische Hepatitis C liegt vor, wenn das Virus länger als sechs Monate im Körper verbleibt.

24. Wie wird eine chronische Hepatitis C behandelt?

Die Behandlung einer chronischen Hepatitis C richtet sich nach dem Hepatitis C Genotyp. In Europa sind die Genotypen 1–3 am häufigsten. Zur Behandlung einer chronischen Hepatitis C mit dem Genotyp 2 oder 3 wird eine Behandlung mit pegyliertem Interferon und dem Medikament Ribavirin durchgeführt. Die Behandlung dauert hierbei zwischen 16 und 48 Wochen. Für den in Deutschland am häufigsten vorkommenden Genotyp 1 sind im Jahr 2011 zwei neue Medikamente zugelassen worden. Diese beiden Medikamente Telaprevir und Boceprevir gehören zu Gruppe der sogenannten Protease-Inhibitoren. Es ist eine neue Klasse von Medikamenten, die sich ganz direkt gegen das Hepatitis-C-Virus richten. Ein Protease-Inhibitor wird zusätzlich zu der Therapie mit pegyliertem Interferon und Ribavirin eingesetzt.

25. Ist eine Hepatitis C heilbar?

Wenn die Hepatitis-C-Virusinfektion ganz früh im akuten Stadium entdeckt wird, kann man mit Interferonen fast immer eine Heilung erreichen. Leider wird die Infektion jedoch in den meisten Fällen erst später (zum Teil nach vielen Jahren oder Jahrzehnten entdeckt), wenn bereits eine chronische Infektion vorliegt. Obwohl in den vergangenen Jahren große Fortschritte erreicht werden konnten, kann eine Heilung in diesen Fällen leider nicht immer erreicht werden. Die Kombinationstherapie mit pegyliertem Interferon und Ribavirin für die Virusinfektionen mit den Hepatitis-C-Genotypen 2 oder 3 ist in ca. 70 bis 90 Prozent der Fälle erfolgreich. Die für den Genotyp 1 eingesetzte Dreifachkombination („Triple-Therapie“), für die zusätzlich eines der beiden Proteasehemmer verwendet wird, erreicht eine dauerhafte Heilung bei ca. 60 bis 80 Prozent der nicht vorbehandelten Patienten.

Viele vielversprechende Medikamente befinden sich außerdem derzeit in der klinischen Erprobung. Es besteht daher die berechtigte Hoffnung, dass die Therapien in den kommenden Jahren noch effektiver sein werden.

26. Was ist Interferon? Wie wirkt es?

Interferone sind Gewebshormone, die jeder von uns produziert, wenn wir eine akute Infektion mit Viren erleiden. Wenn man z. B. eine Grippe hat, produziert man Interferon. Dieses Interferon ist auch verantwortlich für die Symptome einer Grippe: Wir haben Fieber und Gelenkschmerzen, evtl. auch Stimmungsschwankungen. Interferone wirken über verschiedene Mechanismen gegen Viren. Zum Einen haben sie Einfluss direkt auf die infizierte Zelle und hemmen in dieser Zelle die Vermehrung von Viren und zum Anderen führen Interferone zu einer Steigerung von bestimmten Immunantworten, die wiederum zu einer besseren Bekämpfung von infizierten Zellen führen.

27. Welche Nebenwirkungen treten bei der Interferontherapie auf?

Vorübergehende grippale Symptome (Fieber, Schüttelfrost, Gliederschmerzen, Kopfschmerzen, Muskelschmerzen). Dazu kommt eine psychische Veränderung (Depression, aggressive und ängstliche Verstimmung, Lustlosigkeit etc.). Weitere Folgen können Appetitlosigkeit, Übelkeit, Durchfall, Juckreiz, leichter Haarausfall (der bei Beendigung der Therapie reversibel ist), Hauttrockenheit und Blutbildveränderungen sein. Als Nebenwirkungen können auch eine Schilddrüsenüber- oder -unterfunktion, autoimmune Erkrankungen, allergische Reaktionen und vermehrte bakterielle Infektionen auftreten. Die Nebenwirkungen klingen nach Abschluss der Therapie meistens ab.

28. Kann jeder Mensch mit Interferon behandelt werden?

Nein. Aufgrund der Nebenwirkungen, die während Interferon-Behandlung auftreten können, ist das Risiko für bestimmte Patienten mit gewissen Begleiterkrankungen zu hoch. Solche Erkrankungen können z. B. ernste Erkrankungen von Schilddrüse, dem Herzen, Lunge, Autoimmunerkrankungen und psychische Krankheiten wie ernste Depressionen sein. In jedem Fall muss ein Arzt, der auf diesem Gebiet über ausreichende Erfahrung verfügt, das Gesamtrisiko einer Interferonbehandlung gegen den möglichen Nutzen abwägen.

29. Gibt es auch Therapiemöglichkeiten der Hepatitis C ohne Interferon?

Leider gibt es momentan noch keine zugelassenen Interferonfreien Behandlungsmöglichkeiten für die chronische Hepatitis C. Dies ist allerdings Gegenstand intensiver klinischer Forschung. Derzeit werden im Rahmen von Medikamentenstudien Patienten mit einer Hepatitis C mit einer Kombination aus mehreren neuen Medikamenten ohne Interferon behandelt. Mehrere Patienten konnten mit einer solchen Behandlung bereits vom Virus geheilt werden. Die Zulassung für diese vielversprechenden Therapien erwarten wir für 2014–2015.

30. Welche zusätzlichen Nebenwirkungen können bei der Behandlung mit den neuen Proteasehemmern zur Therapie der Hepatitis C auftreten?

Bei der Behandlung mit Telaprevir kommt es häufig zu Missempfindungen im Analbereich sowie Hämmorhoiden. Regelmäßig kommt es außerdem zu Juckreiz und Hautausschlägen. Selten sind diese so ausgeprägt, dass ein Abbruch der Behandlung notwendig wird. Auch Boceprevir ist mit zusätzlichen Nebenwirkungen verbunden. Häufig treten für die Dauer der Behandlung störende Veränderungen des Geschmacksempfindens auf. Beide Proteasehemmer verschlechtern zudem die schon durch die Behandlung mit Interferon und Ribavirin auftretenden Blutbildveränderungen. Hiervon ist besonders die rote Blutzellreihe betroffen, womit es zu einem Abfall des Hämoglobins kommt. In einigen Fällen können sogar Bluttransfusionen notwendig sein.

31. Was tun mit einer Hepatitis C in Kindergarten und Schule?

Grundsätzlich gilt unabhängig von einer Virushepatitis, dass Kinder im Falle einer Verletzung oder offenen Wunde nicht am Spielen oder am Sportunterricht mit intensivem Körperkontakt teilnehmen sollten. Bei der Versorgung von Wunden sollten Handschuhe getragen werden. Die Hepatitis-C-Virusinfektion ist gering infektiös. Bei direktem Blut-Blut-Kontakt ist eine Infektion jedoch nicht auszuschließen. Fließt Hepatitis-C-positives Blut über unverletzte Haut, ist eine Infektion extrem unwahrscheinlich. Insgesamt gilt, dass bei Situationen mit blutenden Verletzungen die auch sonst üblichen Vorsichtsmaßnahmen angewendet werden sollen.

32. Wie verhalte ich mich, wenn eine Person mit chronischer Hepatitis mit mir in einem Haushalt lebt?

Der Umgang mit einem Hepatitis-B-Virusträger oder einem Hepatitis-B-Akutkranken sollte von verschärfter Hygiene begleitet werden. Nicht dieselben Handtücher und dasselbe Geschirr benutzen, sexuelle Kontakte nur mit Kondom. Empfohlen wird ein Impfschutz für die Kontaktpersonen. Das gilt auch für Hepatitis D. Bei der chronischen Hepatitis C sollten normale Hygienevorschriften befolgt werden. In einem Haushalt sollten nicht dieselben Rasierer, Zahnbürsten und Nagelscheren benutzt werden. Bei heterosexuellen monogamen Paaren ist das Ansteckungsrisiko über Sexualkontakte sehr gering (0–0,6 Prozent pro Jahr). Kondome können das minimale Restrisiko für eine Virus-Übertragung weiter reduzieren. Bei Kinderwunsch ist ungeschützter Geschlechtsverkehr unbedenklich, sofern keine gynäkologischen oder urologischen Infektionen vorliegen. Die Übertragung der

Hepatitis C erfolgt mehr oder weniger ausschließlich durch Blut-Blut-Kontakt, was während der Menstruation zu berücksichtigen ist.

33. Kann das Hepatitis-Virus durch den gemeinsamen Gebrauch von Geschirr übertragen werden?

Bei einer Hepatitis-B-Virusinfektion wird empfohlen, getrenntes Geschirr zu benutzen, auch wenn das Risiko gering ist. Eine erfolgreiche Impfung gegen Hepatitis B schützt vor einer Infektion. Die Übertragung des Hepatitis-C-Virus durch den gemeinsamen Gebrauch von Geschirr ist nicht zu befürchten, solange das Geschirr oder Besteck nicht durch Blut verschmutzt ist.

34. Kann Hepatitis C durch Sexualverkehr übertragen werden?

Das Risiko ist sehr gering, sofern kein erhöhtes Infektionsrisiko z. B. durch Menstruationsblutung, Risikopraktiken oder lokale Infektionen vorliegt. Eine generelle Empfehlung zum Kondomgebrauch in stabilen Partnerschaften (ohne Risikopraktiken) erscheint uns nicht sinnvoll.

35. Stimmt es, dass das Hepatitis B Virus ansteckender ist als HIV?

Ja, das Hepatitis-B-Virus hat eine größere Infektiosität als das HI-Virus (AIDS).

36. Kann das Hepatitis Virus während der Schwangerschaft und beim Stillen von der Mutter auf das Kind übertragen werden?

Das Risiko der Mutter, während der Schwangerschaft das Hepatitis-B-Virus auf das Kind zu übertragen, beträgt bis zu 30 Prozent. Es ist also unbedingt erforderlich, dass bei bekannter Hepatitis-B-Virusinfektion der Mutter eine Impfung des Kindes unmittelbar nach der Geburt durchgeführt wird. Bei der Hepatitis C ist das Risiko von der Viruslast (d. h. wie viele Viruskopien sich im Blut befinden) der Mutter abhängig und kann zwischen 2 und 7 Prozent liegen. Das Übertragungsrisiko von der Mutter auf das ungeborene Kind steigt, wenn die Mutter außerdem mit dem HI-Virus infiziert ist. Eine Senkung des Übertragungsrisikos durch einen prophylaktischen Kaiserschnitt wird nicht empfohlen. Ebenso scheint das Stillen bei der Hepatitis-C-Virusinfektion kein wesentlicher Übertragungsweg zu sein, sodass Hepatitis-C-positiven Müttern nicht vom Stillen abgeraten werden sollte, sofern keine Verletzungen oder Entzündungen im Bereich der Brustwarze vorliegen.

37. Muss eine chronische Hepatitis C behandelt werden?

Vor allem Patienten mit chronischer Hepatitis C, die symptomatisch sind und die unter Berücksichtigung von Lebensalter und Begleiterkrankungen ein Risiko für die Entwicklung einer Leberzirrhose haben, sollten behandelt werden. Ansonsten muss die Infektion nicht immer sofort therapiert werden, da in Zukunft wahrscheinlich bessere Behandlungsmöglichkeiten zur Verfügung stehen. Erforderlich ist eine individuelle Abschätzung von Nutzen und Risiko für jeden einzelnen Patienten. Hierbei müssen die Veränderungen des Leberumbaus (hin zur Fibrose), die soziale und berufliche Situation und Symptome, die nicht die Leber betreffen, einbezogen werden. Grundsätzlich gilt: eine Hepatitis C schreitet bei Vermeidung von Risikofaktoren nur sehr langsam fort.

38. Was bedeutet es, wenn ich positiv auf Hepatitis C-Antikörper getestet wurde, die HCV-RNA aber negativ ist?

Die Antikörper gegen Hepatitis C zeigen an, dass einmal ein Kontakt zu dem Hepatitis C-Virus bestanden hat. Wenn gleichzeitig die Erbsubstanz des Virus (HCV RNA) nicht nachgewiesen werden kann, ist die Infektion in der Regel ausgeheilt. Allerdings muss der negative Nachweis der Virus-RNA mindestens zweimal erfolgen. Wir empfehlen, dass diese Patienten anschließend jährlich kontrolliert werden. Patienten mit positivem anti-HCV und kontrolliert negativer HCV-RNA sind gesund und nicht infektiös für andere Menschen. Es bestehen keine Einschränkungen für berufliche Tätigkeiten oder Gefahren für Dritte. Falls sich jedoch aus anderen medizinischen Gründen eine Einschränkung der Körperabwehr entwickelt, sollten die Patienten engmaschiger auf HCV-RNA untersucht werden, da eine Reaktivierung der Hepatitis in sehr seltenen Fällen auftreten kann. Dies steht im Gegensatz zur Hepatitis B, bei der nach Ausheilung häufiger Reaktivierungen vorkommen.

39. Welche Alternativen habe ich als Hepatitis-C-Patient, wenn bei mir aufgrund einer psychischen Erkrankung keine Interferontherapie durchgeführt wird?

Unter entsprechender psychiatrischer Betreuung und medikamentöser Begleitbehandlung kann eine Interferontherapie durchgeführt werden. Eine enge Zusammenarbeit zwischen Gastroenterologen und Psychiatern ist empfehlenswert. Ist eine antivirale Therapie dennoch nicht möglich, kann man ein Fortschreiten des Leberumbaus minimieren, indem man konsequent alle Risikofaktoren für einen Leberschaden meidet. Hierzu gehört neben dem Verzicht auf Alkohol und der Reduzierung des Gewichtes bei übergewichtigen Patienten auch die optimale Einstellung eines vorliegenden Diabetes mellitus. Werden die Risikofaktoren vermieden, ist das Risiko der Entwicklung einer Leberzirrhose bei Hepatitis-C-Patienten minimal. Zudem kann damit gerechnet werden, dass in einiger Zeit auch gezielte Behandlungen ohne Interferon zur Verfügung stehen werden.

40. Was tun gegen rheumatische Beschwerden, die vor oder während der Therapie auftreten?

Virale Hepatitiden können mit Gelenkbeschwerden einhergehen. Eine Therapie gegen Hepatitis C mit Interferonen kann diese Symptome verbessern. Umgekehrt können Interferone jedoch auch Gelenk- und Muskelschmerzen verstärken. Daher sollte eine Behandlung von erfahrenen Ärzten durchgeführt werden. Eine Zusammenarbeit zwischen Rheumatologen und Gastroenterologen ist wünschenswert.

41. Ist jeder Lebertumor bösartig?

Nein, die meisten Lebertumoren sind gutartig. Hier wären vor allem Leberzysten oder Hämangiome (gutartige Blutschwämmchen) zu nennen.

42. Kann man Leberzysten sich selbst überlassen?

Leberzysten sind gar nicht selten. In den meisten Fällen sind sie harmlos. Allerdings ist zu empfehlen, nach einer ersten Diagnose mit einer einfachen Ultraschalluntersuchung zu überprüfen, ob sich die Größe der Zyste ändert. Diese Verlaufsuntersuchung kann nach sechs bis zwölf Monaten durchgeführt werden.

43. Welchen Einfluss hat eine Leberentzündung auf andere Organe, auf Blut oder Knochen?

Leberpatienten können auch Symptome an anderen Organen haben. So findet man z. B. bei Patienten mit chronischen Leberentzündungen gelegentlich eine verminderte Knochendichte. Weiterhin können sich sogenannte „Autoimmun-Phänomene" an anderen Organen wie der Schilddrüse, der Nebennierenrinde oder der Haut entwickeln. Patienten mit fortgeschrittener Lebererkrankung haben häufig Blutbildveränderungen, wie zu wenig Blutplättchen oder eine zu geringe Zahl von roten Blutkörperchen.

„Meine Leber ist sinnlos"
Der österreichische Dichter Werner Schwab war in den frühen 1990er-Jahren zeitweise einer der meistgespielten Dramatiker deutscher Sprache. Eines seiner Stücke nannte der Avantgardedichter „Volksvernichtung oder: Meine Leber ist sinnlos", das 1991 in München uraufgeführt wurde. Schwab trank und war gleichzeitig unglaublich produktiv – in vier Jahren entstanden 16 abendfüllende Theaterstücke. Am 1. Januar 1994 erfüllte sich der Titel „Vernichtung" auf makabre Weise, denn Schwab wurde im Alter von 35 Jahren mit 4,1 Promille tot in seiner Grazer Wohnung aufgefunden. Er starb an einer Alkoholvergiftung.

44. Warum sind die Perspektiven bei einer Krebserkrankung der Leber so besonders schlecht im Vergleich zu anderen Tumoren?

Leberkrebs lässt sich sogar heilen, wenn er rechtzeitig im frühen Stadium erkannt wird. Die meisten Therapieergebnisse von Leberkrebs sind allerdings in der Tat sehr schlecht, weil der Krebs in der Regel erst im weit fortgeschrittenen Stadium entdeckt wurde. Die Perspektive ist oft auch schlecht, weil die Patienten den Leberkrebs auf Basis einer fortgeschrittenen Lebererkrankung entwickelt haben. Wenn ein Patient eine Leberzirrhose hat und in der Zirrhose einen Leberkrebs entwickelt, dann sind die Therapien aufgrund der bereits eingeschränkten Leberleistung nicht sehr wirkungsvoll. Es gibt aber Hoffnungszeichen: So wurde 2007 die erste erfolgreiche „Chemotherapie" auch für Leberzellkrebs mit dem Medikament Sorafenib zugelassen.

45. Was ist am schädlichsten für die Leber? Alkohol, Medikamente, illegale Drogen oder fettreiche Ernährung?

Das ist alles schlecht für die Leber. Alkohol ist in größeren Mengen auf jeden Fall schädlich. Für fast jedes Medikament steht im

Beipackzettel, dass die Leber geschädigt werden kann. Allerdings ist dies extrem selten und der Nutzen durch das Medikament überwiegt das geringe Risiko, einen Leberschaden zu erleiden. Ungesunde Ernährung ist nicht nur schlecht für die Leber, sondern auch für das Herz und die Gefäße. Wobei ein fettiges Schnitzel nicht notwendigerweise zu einer Leberzirrhose führt. Eine ausgewogene Ernährung, die in keiner Richtung übertreibt, ist für die Leber am besten.

46. Worauf muss ich achten, wenn ich neben einer chronischen Hepatitis B oder C zusätzlich an Diabetes mellitus (Zuckerkrankheit) leide?

Patienten mit einer Hepatitis-C-Virusinfektion haben ein leicht erhöhtes Risiko, einen Diabetes mellitus zu entwickeln. Umgekehrt ist Diabetes mellitus mit einem schnelleren Fortschreiten der Fibrose bei HCV-Patienten assoziiert. Für diese Gruppe ist es sehr wichtig, den Blutzucker konstant im Normbereich zu halten. Außerdem ist eine Gewichtsreduktion bei Typ-2-Diabetikern

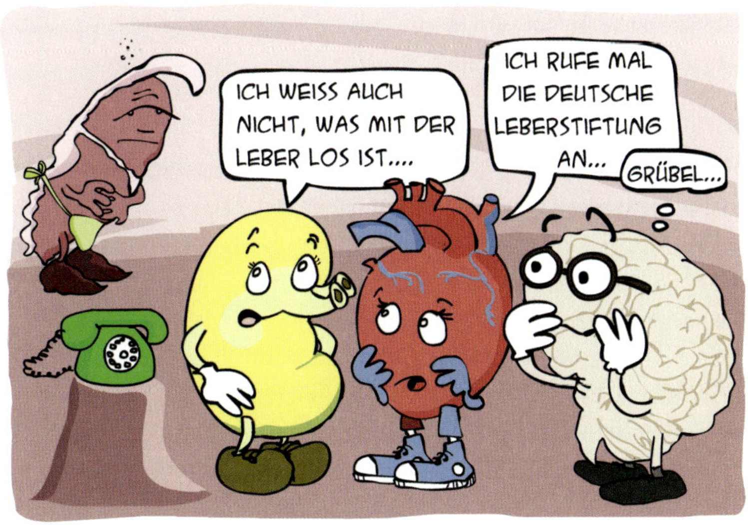
ICH WEISS AUCH NICHT, WAS MIT DER LEBER LOS IST....
ICH RUFE MAL DIE DEUTSCHE LEBERSTIFTUNG AN...
GRÜBEL...

Fragen zu Leber und Lebererkrankungen beantworten die Experten in der Telefonsprechstunde der Deutschen Leberstiftung.

erforderlich, da eine Leberverfettung ein entscheidender Begleitfaktor für die Entstehung einer Leberzirrhose sein kann.

47. Darf ich mich als chronischer Hepatitispatient sportlich betätigen?

Für Patienten mit kompensierter Lebererkrankung, d. h. Patienten, die keine fortgeschrittene Leberzirrhose haben, ist es empfehlenswert, sich sportlich zu betätigen. Leichte körperliche Aktivität und ausgewogene Ernährung wirken sich günstig auf jede Lebererkrankung aus und können das Wohlbefinden steigern. Patienten, die bereits Wassersucht oder Speiseröhrenblutungen aufweisen, sollten gegenüber zu anstrengenden körperlichen Aktivitäten zurückhaltend sein.

48. Sind Mariendistelpräparate gut für die Leber?

Ein Teil der Mariendistel ist Silibinin. Diesen Wirkstoff setzt man bei Vergiftungen durch Knollenblätterpilze ein. Die Wirksamkeit ist wissenschaftlich erwiesen. Unklar ist hingegen die Bedeutung von diversen Mariendistelpräparaten für chronische Lebererkrankungen. Bisher fehlen eindeutige Belege, dass ein Fortschreiten der Vernarbung gehemmt oder die Krankheitsaktivität gehemmt wird.

49. Kann ich mit Hilfe pflanzlicher Präparate eine fortschreitende Fibrose verhindern?

Es werden neben dem Silymarin (siehe vorherige Frage) immer wieder Substanzen und pflanzliche Präparate genannt, die den Leberumbau hemmen sollten. Der Nachweis der Wirksamkeit steht jedoch in fast allen Fällen noch aus. Grundsätzlich sollten diese Substanzen untersucht werden, möglichst jedoch im Rahmen von kontrollierten Untersuchungen. Zurzeit raten wir davon ab, die zum Teil sehr teuren Präparate in größeren Mengen einzunehmen. Im Gegenteil sind zahlreiche pflanzliche Substanzen sogar schädlich für die Leber, insbesondere bei Patienten mit Hepatitis C. Man sollte in jedem Fall mit dem behandelnden Arzt sprechen.

50. Ist Kaffee schädlich für die Leber?

Nein! Im Gegenteil konnte in einer großen Studie nachgewiesen werden, dass der Genuss von drei und mehr Tassen Kaffee am Tag das Risiko einer Leberzirrhose bei Patienten mit chronischer Hepatitis C verringert. Kaffee erhöht auch die Erfolgschance einer Therapie gegen die Hepatitis C.

51. Wie sieht eine leberschonende Ernährung aus?

Es gibt eine ganz einfache Antwort – in keine Richtung übertreiben. Es sollte zu fettreiche Nahrung vermieden werden, dies gilt aber auch für die „süßen“ Dinge. Es ist viel spekuliert worden, ob einzelne Nahrungsmittel „gut“ für die Leber sind. Eines wird jedenfalls viele überraschen: Gut für die Leber ist Kaffee! Und zwar unter dem Motto „Viel hilft viel!“ Ansonsten gibt es keine spezielle Leberdiät, solange die Leberfunktion noch normal ist. Ernähren Sie sich ausgewogen nach den Empfehlungen, die auch für Gesunde gelten.

52. Was ist besser – Butter oder Margarine?

Es gibt keine Empfehlung, die Butter oder Margarine bevorzugt. Sie können Butter oder Margarine essen, je nach dem was Ihnen besser schmeckt. Eine fettarme Diät müssen Sie nicht einhalten. Da Butter und Margarine allerdings den Bedarf an essentiellen Fettsäuren nicht ausreichend decken, sollten Sie darüber hinaus zur Zubereitung von Speisen auch Öl verwenden.

53. Macht es einen Unterschied, ob ich Traubenzucker (Glukose) oder Fruchtzucker (Fruktose) verwende?

Als Kalorienträger gibt es kaum Unterschiede zwischen Traubenzucker oder Fruchtzucker. Auch ist Fruktose nicht „gesünder“ als

Glukose. Im Gegenteil gibt es Hinweise darauf, dass in größeren Mengen eingenommene Fruktose eine Leberverfettung beschleunigen kann. Die in Obst und Gemüse enthaltene Fruchtzuckermenge ist aber unbedenklich. Speisen und Getränke sollten Sie aber nicht mit Fruchtzucker süßen. Bei Diabetikern gilt dieses nur eingeschränkt, da Fruktose ein Teil der Diät sein kann.

54. Ich ernähre mich ausgewogen und ausreichend, trotzdem nehme ich ab. Was kann ich tun?

Eine Mangelernährung tritt im Verlauf bei vielen Patienten mit Lebererkrankungen auf. Der Appetit wird geringer, es kommt zu Komplikationen. Obwohl sie das Gefühl haben, ausreichend zu essen, schaffen es viele Patienten dennoch nicht mehr, ihren Bedarf an Kalorien, Vitaminen und Spurenelementen zu decken. Schreiben Sie auf, was Sie über den Tag essen, um einen Überblick über die tägliche Kalorienmenge zu erhalten. Sie können Ihre Speisen mit Sahne oder anderen fetthaltigen Lebensmitteln anreichern – Fette sind gute Energieträger. Wenden Sie sich rechtzeitig an Ihren Arzt, um das Problem der Ernährung frühzeitig behandeln zu können.

55. Gibt es Tabus, wenn ich meine Leber schonen möchte?

Ja. Alkoholhaltige Getränke sollten Sie vermeiden, wenn Sie eine chronische Lebererkrankung haben. Rauchen ist ein weiterer gesundheitsgefährdender Faktor, den Sie vermeiden sollten.

Noch Fragen?
Wenn Sie weitere Fragen haben, können Sie gern die Telefonsprechstunde der Deutschen Leberstiftung nutzen. Sie erreichen unsere Experten von Montag bis Donnerstag zwischen 14:00 und 16:00 Uhr unter der Telefonnummer 01805/45 00 60 (0,14 €/Min. aus dem deutschen Festnetz, max. 0,42 €/Min. aus dem Mobilfunk).

DEUTSCHE LEBERSTIFTUNG – IHR PARTNER FÜR DIE GESUNDHEIT

Ob Grundlagenforschung, klinische Studien oder Vernetzung von Wissenschaftlern, Ärzten und Patienten – die Deutsche Leberstiftung fördert ein vielfältiges Spektrum rund um Erkrankungen des lebenswichtigen Organs Leber.

Mit Förderung des Bundesministeriums für Bildung und Forschung wurde 2002 das „Kompetenznetz Hepatitis“ geschaffen. Es unterstützt die bundesweite Erforschung von Leberentzündungen durch Viren. Die stetige Zusammenarbeit von Experten und Betroffenen hat das Ziel, Behandlungsmöglichkeiten und Aufklärung zu verbessern. Um die erfolgreiche Arbeit des „Kompetenznetz Hepatitis“ nach Auslaufen der staatlichen Förderung zu sichern, wurde 2006 die Deutsche Leberstiftung gegründet.

Die Deutsche Leberstiftung und das „Kompetenznetz Hepatitis“

Seitdem ist die Deutsche Leberstiftung Träger des „Kompetenznetz Hepatitis“ und seiner Teilprojekte. Dazu gehören das HepNet Study-House (siehe Kapitel „Wir forschen für Sie“) und zentrale Gewebe- und Serumbanken. Darüber hinaus gibt es unter dem Dach der Deutschen Leberstiftung unter anderem Forschungsverbünde zu den Themen Genetik, Immunologie und Virologie. Außerdem wurde eine bundesweite Forschungsgruppe zum Thema „Akutes Leberversagen“ gegründet.

Das Kompetenznetz Hepatitis, kurz auch „Hep-Net“ genannt, ermöglicht einen engen Austausch zwischen klinischen Forschern und Grundlagenwissenschaftlern in Deutschland. Das verbessert den Wissenstransfer und bindet alle medizinischen Versorgungsebenen in die Forschung ein. Das Kompetenznetz Hepatitis entwickelt auch einheitliche Diagnose- und Therapiestandards. So konnten unter Mitwirkung des Netzwerkes in Zusammenarbeit mit der Fachgesellschaft der Gastroenterologen, der Deutschen Gesellschaft für Verdauungs- und Stoffwechselkrankheiten (DGVS), einheitliche Leitlinien zur Diagnose und Behandlung von Hepatitis B und Hepatitis C festgelegt werden. Diese Leitlinien werden ständig aktualisiert.

Netzwerk

Die Deutsche Leberstiftung hat ein immer weiter wachsendes bundesweites Netzwerk aus assoziierten Ärzten, Kliniken, Wissenschaftlern, Apothekern und Selbsthilfegruppen geschaffen. Diese weisen sich durch eine hohe Kompetenz im Bereich der Lebererkrankungen aus beziehungsweise nutzen die Kompetenz der Deutschen Leberstiftung. Dadurch haben Betroffene die Möglichkeit, schnell und einfach einen kompetenten Ansprechpartner vor Ort zu finden (unter www.deutsche-leberstiftung.de im Internet).

> !
>
> Durch das Netzwerk der Deutschen Leberstiftung finden Betroffene schnell und einfach kompetente Ansprechpartner.

Gremien

Der Netzwerkgedanke bildet sich auch in den Gremien der Stiftung ab. An der Gründung der Deutschen Leberstiftung waren die wichtigsten Fachgesellschaften im Bereich der Leberforschung, Universitätskliniken wie die Medizinische Hochschule Hannover und das Universitätsklinikum Frankfurt sowie Selbsthilfegruppen beteiligt. Die Gründungsstifter sind im Stiftungsrat, dem Aufsichtsgremium der Deutschen Leberstiftung vertreten.

Signets „Assoziierte der Deutschen Leberstiftung".

Unterstützt wurde die Stiftungsgründung auch durch verschiedene Firmen, die im Kuratorium der Stiftung einen Sitz haben.

Die Gremien der Deutschen Leberstiftung (Stand: Dezember 2012)

VORSTAND	
Prof. Dr. Michael P. Manns (Vorsitzender)	Hannover
Prof. Dr. Stefan Zeuzem (Stellvertretender Vorsitzender)	Frankfurt
Prof. Dr. Claus Niederau	Oberhausen
Prof. Dr. Ulrike Protzer	München
Prof. Dr. Peter Schirmacher	Heidelberg

STIFTUNGSRAT	
Gesellschaft für Virologie e. V.	Prof. Dr. Thomas Mertens, Vorsitzender
Berufsverband Niedergelassener Gastroenterologen Deutschlands e. V. (bng)	Dr. Peter Buggisch, stellvertretender Vorsitzender
Deutsche Gesellschaft für Pathologie e. V.	Prof. Dr. Hans-Heinrich Kreipe
Deutsche Gesellschaft für Verdauungs- und Stoffwechselkrankheiten e. V. (DGVS)	Prof. Dr. Thomas Berg
Deutsche Leberhilfe e. V.	Achim Kautz
Hep-Net e. V.	Priv. Doz. Dr. Markus Cornberg
Medizinische Hochschule Hannover	Holger Baumann
Universitätsklinikum Frankfurt	Prof. Dr. Jürgen Schölmerich
Deutsche Arbeitsgemeinschaft zum Studium der Leber e. V. (GASL)	Prof. Dr. Elke Roeb, Vorsitzende des Kuratoriums
Lebertransplantierte Deutschland e. V.	Egbert Trowe, stellvertretender Vorsitzender des Kuratoriums

KURATORIUM	
Deutsche Arbeitsgemeinschaft zum Studium der Leber e. V. (GASL)	Prof. Dr. Elke Roeb, Vorsitzende
Lebertransplantierte Deutschland e. V.	Egbert Trowe, Stellv. Vorsitzender
Berufsverband Niedergelassener Gastroenterologen Deutschlands e. V. (bng)	Dr. Peter Buggisch
Deutsche Gesellschaft für Pathologie e. V.	Prof. Dr. Hans-Heinrich Kreipe
Deutsche Gesellschaft für Verdauungs- und Stoffwechselkrankheiten e. V. (DGVS)	Prof. Dr. Thomas Berg
Deutsche Leberhilfe e. V.	Achim Kautz
Hep-Net e. V.	Priv. Doz. Dr. Markus Cornberg
Medizinische Hochschule Hannover	Holger Baumann
Universitätsklinikum Frankfurt	Prof. Dr. Jürgen Schölmerich
Deutsche Gesellschaft zur Bekämpfung der Krankheiten von Magen, Darm und Leber sowie von Störungen des Stoffwechsels und der Ernährung e.V. (Gastro-Liga)	Prof. Dr. Jürgen F. Riemann
Prof. Dr. Hans Peter Dienes	
Prof. Dr. Michael Roggendorf	
Essex Pharma GmbH/MSD	Dr. Jutta Wendel-Busch
Gilead Sciences GmbH	Dr. Andreas von Poblotzki
GlaxoSmithKline GmbH & Co. KG	Karin Huss
Novartis Pharma GmbH	Dr. Jürgen Zimmermann
Roche Pharma AG	Dr. Axel Brosius

Information und Beratung

Die Deutsche Leberstiftung informiert mit verschiedenem Material über Leber und Lebererkrankungen. Neben den Informationen „Check-up für die Leber“ und „Lebertransplantation“ gehören Faltblätter und Broschüren über Hepatitis B und C für Betroffene und Angehörige dazu. Die Faltblätter zu Hepatitis B und Hepatitis C gibt es bislang in deutscher, arabischer, englischer, griechischer, italienischer, kroatischer, polnischer, rumänischer, russischer, serbischer, spanischer, tschechischer und vietnamesischer Sprache. Damit wird der Tatsache Rechnung getragen, dass die Virushepatitis häufig auch Migranten betrifft, die aus Ländern stammen, in denen diese Krankheit häufiger vorkommt. Ausführlicher informieren die Broschüren der Deutschen Leberstiftung über Hepatitis B und C sowie über das Thema „Leber und Ernährung“.

Auf der Website www.deutsche-leberstiftung.de informiert die Stiftung umfangreich über die Leber und Lebererkrankungen. Dort steht auch das gesamte Informationsmaterial zum Download bereit.

In der Telefonsprechstunde der Deutschen Leberstiftung beantworten Experten alle Fragen zu Lebererkrankungen. Sie ist

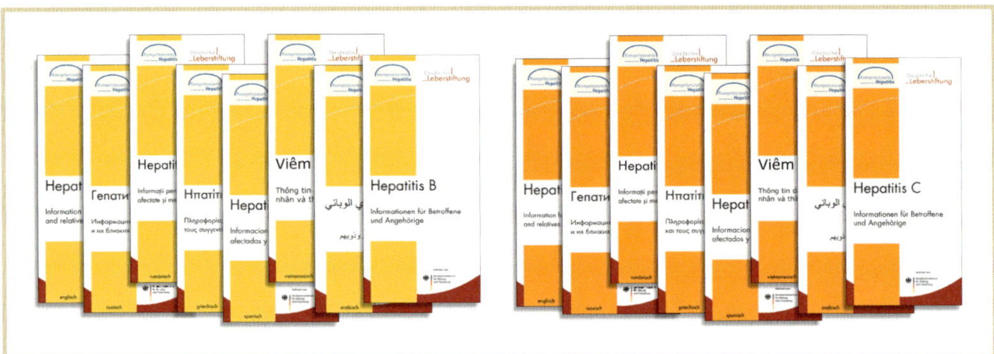

Faltblätter zu Hepatitis B und C der Deutschen Leberstiftung.

von Montag bis Donnerstag zwischen 14:00 und 16:00 Uhr besetzt und unter 01805/450060 zu erreichen (0,14 /Min. aus dem deutschen Festnetz, max. 0,42 €/Min. aus dem Mobilfunk). Auch eine Beratung per E-Mail ist möglich: info@deutsche-leberstiftung.de.

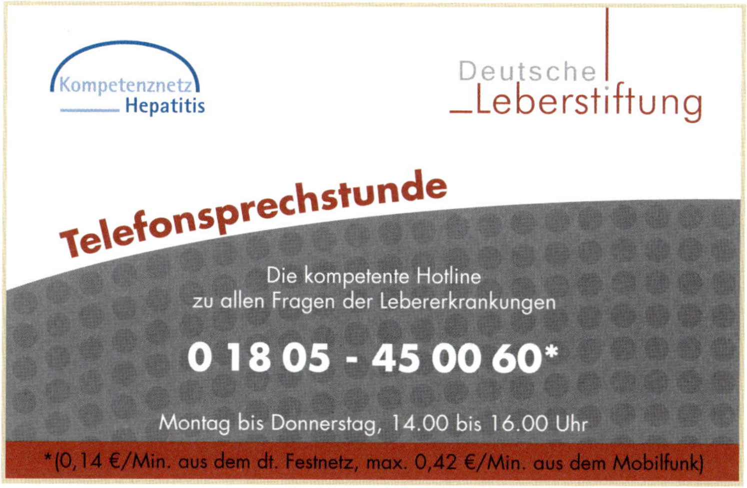
Kompetenznetz Hepatitis
Deutsche Leberstiftung
Telefonsprechstunde
Die kompetente Hotline
zu allen Fragen der Lebererkrankungen
0 18 05 - 45 00 60*
Montag bis Donnerstag, 14.00 bis 16.00 Uhr
*(0,14 €/Min. aus dem dt. Festnetz, max. 0,42 €/Min. aus dem Mobilfunk)

Die Telefonsprechstunde der Deutschen Leberstiftung wird intensiv genutzt.

Aufklärung tut Not

Zu den Aufgaben der Deutschen Leberstiftung gehört auch eine breite Öffentlichkeitsarbeit, um die Menschen über Leberkrankheiten und ihre Behandlung zu informieren. Lebererkrankungen bleiben oft unerkannt und damit unbehandelt, was im schlimmsten Fall zum Leberzellkrebs führen kann. Um dies zu vermeiden, ist eine höhere Aufmerksamkeit für Lebererkrankungen sehr wichtig. Dafür arbeitet die Stiftung oft mit anderen zusammen.

Für die Olympischen Spiele 2008 in China, wo viele Menschen an Hepatitis B erkrankt sind, organisierte die Stiftung mit dem Deutschen Olympischen Sportbund (DOSB) eine gemeinsame Impfaktion für die Athleten.

Zusammen mit der Deutschen Leberhilfe e. V. und der Gastro-Liga e. V. richtet die Stiftung jährlich den Deutschen Lebertag am 20. November aus. An diesem bundesweiten Aktionstag können sich Interessierte beispielsweise in Arzt-Patienten-Seminaren über Lebererkrankungen informieren.

Forschungsvernetzung

Ein Schwerpunkt der Stiftung ist es, die Erforschung aller Lebererkrankungen durch Forschungsvernetzung voranzutreiben. Zweimal jährlich erscheint unter anderem das von der Stiftung herausgegebene „HepNet Journal", das sich der gesamten Bandbreite der Hepatologie widmet.

Das „HepNet Symposium", die Jahrestagung der Deutschen Leberstiftung, bietet Forschern und Ärzten ein Forum, um sich über die neuesten Erkenntnisse auf ihrem Gebiet auszutauschen.

Forschungsförderung

Die Deutsche Leberstiftung fördert Forschung im Bereich der Leber und Lebererkrankungen. Dabei liegt der Fokus auf der Infrastruktur und Koordination der Projekte. Neben finanzieller Unterstützung stellt die Stiftung Kontakte und ihre wissenschaftliche Kompetenz zur Verfügung. Außerdem vergibt die Deutsche Leberstiftung individuellen Stipendien.

Unterstützung

Die Arbeit der Deutschen Leberstiftung wird durch Spenden und die Jahresbeiträge der assoziierten Ärzte, Kliniken, Wissenschaftler und Apotheker unterstützt.

Zudem engagieren sich verschiedene Unternehmen als „Partner der Deutschen Leberstiftung“ und tragen mit ihrem Sponsorenbeitrag zur Finanzierung der Stiftungsarbeit bei.

Logo der Deutschen Leberstiftung.

Wir brauchen Sie

Mit ihrem Engagement hilft die Deutsche Leberstiftung den Leberkranken in Deutschland. Die weltweit anerkannten wissenschaftlichen Erfolge des „Kompetenznetz Hepatitis" werden durch die Stiftung langfristig gesichert und ausgebaut.

Die komplexen Forschungsprojekte können nur mit der Unterstützung vieler weitergeführt und in konkrete Hilfe für Leberkranke umgesetzt werden. Helfen Sie mit, Lebererkrankungen besser zu verstehen, zu erforschen und zu bekämpfen.

ANHANG

Glossar

Albumin: Eiweiß, das von der Leber produziert wird. Es hält das „Körperwasser" in den Gefäßen, bei Albuminmangel tritt dieses aus den Gefäßen ins Gewebe.
Alkohol: populäre Bezeichnung für Ethanol (C_2H_5OH). Ethanol entsteht auf natürliche Weise bei der Vergärung zuckerhaltiger Früchte. Die Menschen wurden schon früh auf die berauschende Wirkung von Ethanol aufmerksam, sie brauten Bier und bauten Wein an. Die regelmäßige, hohe Zufuhr von Alkohol schädigt Nervensystem, Gehirn und die Leber. Es kann zu einer alkoholischen Fettleberhepatitis kommen.
Ammoniak: giftige Verbindung von Stickstoff und Wasserstoff. Im Körper hat Ammoniak eine wichtige Funktion als Zwischenprodukt beim Auf- und Abbau von Aminosäuren. Zur Ausscheidung wird Ammoniak in der Leber in den ungiftigen Harnstoff umgewandelt.
ASH: Alcoholic Steatohepatitis, eine Leberentzündung durch eine alkoholbedingte Fettleber.
Aszites: Flüssigkeitsansammlung in der freien Bauchhöhle als Folge einer Leberzirrhose, wobei die Flüssigkeit aus Blutgefäßen austritt. Auch Bauchwassersucht genannt.
Autoimmunhepatitis: Leberentzündung aufgrund einer Reaktion des Immunsystems gegen Leberzellen.
Bilirubin: gelbes Abbauprodukt des roten Blutfarbstoffs Hämoglobin. Ein erhöhter Bilirubin-Wert im Blut kann ein Hinweis auf eine Lebererkrankung sein.
Biopsie: Entnahme und Untersuchung von Gewebe aus einem lebenden Organismus. Das entnommene Gewebe beispielsweise nach einer Leberbiopsie (auch Leberpunktion genannt) wird unter dem Mikroskop und auch chemisch analysiert.
Cholangitis: Entzündung der Gallengänge.
Cholestase: Rückstau der Gallenflüssigkeit.
Computertomografie: Röntgenverfahren, bei dem mit Hilfe eines Computers Schichtbilder des Körpers erzeugt werden.
Diabetes mellitus: Gruppe von Stoffwechselerkrankungen, die zu erhöhten Blutzuckerwerten führen. Beim Typ-1-Diabetes kann der Körper kein Insulin, das Hormon zur Steuerung des Zuckerhaushalts, produzieren. Beim Typ-2-Diabetes sind Faktoren wie Übergewicht oder hohe Blutfettwerte für die Störung verantwortlich, die zu einer Fettleber führen kann. Dies trifft nicht nur Ältere, sondern auch übergewichtige Jugendliche.

Elastografie: Untersuchung zur Steifigkeit der Leber.
Endoskop: Gerät zur direkten Betrachtung des Körperinnern.
Enzyme: Proteine, die im Körper viele biochemische Reaktionen steuern, etwa die Verdauung oder Entgiftung. Die Leber stellt Enzyme aus Aminosäuren her.
ERCP: endoskopisch retrograde Cholangiopankreatikografie. Die ERCP dient der diagnostischen Darstellung der Gallenwege, Gallenblase und des Pankreasgangs. Kann auch therapeutisch genutzt werden, um Gallensteine zu entfernen oder zu zertrümmern.
Fettleber: übermäßige Ansammlung von Fett in den Leberzellen. Die Ursachen können vielfältig sein. Hauptursachen sind falsche Ernährung und Alkoholmissbrauch. Ohne Therapie oder Änderung des Lebensstils droht eine Entzündung der Leber, die Hepatitis.
Fibrose: krankhafte Vermehrung des Bindegewebes in einem Organ, zum Beispiel der Leber. Bei der Leberfibrose verhärtet die Leber, in einem späteren Stadium kann die Fibrose in eine Leberzirrhose übergehen.
Galle: Diese wird in den Zellen der Leber produziert und spaltet Nahrungsfette, damit diese im Darm leichter verdaut werden können.
Gelbsucht: siehe Ikterus
GGT: Gamma-Glutamyltransferase, ein Leberwert im Blut. Ist die GGT gemeinsam mit der GOT und der GPT erhöht, liegt mit großer Wahrscheinlichkeit eine Erkrankung der Leber vor.
Glykogen: Vielfachzucker, der aus Glukoseeinheiten besteht. Die Leber wandelt überschüssigen Blutzucker zu Glykogen als Speicherform um.
GOT: Glutamat-Oxalacetat Transaminase (auch AST), ein Leberwert im Blut. Wenn der GOT-Wert über dem für die GPT liegt, muss man in der Regel von einem schweren Leberschaden ausgehen.
GPT: Glutamat-Pyruvat Transaminase (auch ALT), der wichtigste Leberwert im Blut. Wenn der GPT-Wert erhöht ist, weist dies auf eine Leberzellschädigung hin.
Hämochromatose: steht für die Eisenspeicherkrankheit. Der Dünndarm nimmt verstärkt Eisen aus der Nahrung auf, das er nicht mehr ausscheiden kann. Das Eisen wird in verschiedenen Organen wie der Leber deponiert. Der Eisenüberschuss schädigt Herz und Gelenke, führt zu Diabetes und Leberzirrhose.
Hepatitis: Entzündung der Leber, beispielsweise aufgrund einer Virusinfektion. Die Hepatitis kann akut mit starken Symptomen auftreten, aber auch chronisch als „stumme“ Entzündung, die vom Betroffenen nicht bemerkt wird. Wenn die Entzündung nicht abheilt, wird das un-

tergegangene Lebergewebe durch Narbengewebe ersetzt.

Hepatische Enzephalopathie: Funktionsstörung des Gehirns, tritt im Endstadium einer Leberzirrhose als Folge eines erhöhten Ammoniakspiegels auf.

Ikterus: auch Gelbsucht genannt. Zum Ikterus führt ein gestörter Bilirubinstoffwechsel, die Haut und Augen färben sich gelb. Ikterus ist ein Symptom diverser Lebererkrankungen.

Immunsuppressiva: Medikamente, die die normale Funktion des Immunsystems unterdrücken. Die Mittel werden eingesetzt, um beispielsweise nach einer Lebertransplantation die vom Immunsystem angeregte Abstoßung des neuen Organs durch den Körper zu verhindern.

INR: internationaler Messwert zur Angabe der Blutgerinnungszeit. Ein erhöhter INR-Wert kann durch schwere Lebererkrankungen bedingt sein.

Interferone: Sie werden vom Organismus als körpereigenes Gewebshormon gebildet. Gentechnisch hergestellte Interferone werden wegen ihrer Wirkung gegen Viren und Tumore als Medikamente genutzt. So wird Alpha-Interferon zur Therapie der chronischen Hepatitis B sowie der akuten und chronischen Hepatitis-C-Infektion eingesetzt.

Kernspintomografie: siehe MRT

Krampfadern der Speiseröhre: Diese Ösophagusvarizen treten im Endstadium einer Leberzirrhose auf. Die Adern können platzen, es drohen dann lebensgefährliche Blutungen.

Kreatinin: Stoffwechselprodukt des Körpers, das über den Urin ausgeschieden wird. Kreatinin ist ein wichtiger Parameter in der Labormedizin, unter anderem für die Abschätzung der Nierenfunktion.

Künstliche Leber: Im Gegensatz zur künstlichen Niere kann die Funktion der Leber nur schwer durch Maschinen ersetzt werden. Spezielle Dialysemaschinen können die Entgiftungsfunktion der Leber übernehmen, doch noch gibt es kein Verfahren, um die Produktionsaktivitäten der Leber für den Körper zu ersetzen.

Laparoskopie: Bauchspiegelung, bei der mittels Endoskop Organe wie Leber und Gallenblase zu beobachten sind.

Leber: Sie ist mit bis zu 1,5 Kilogramm das schwerste Organ und die größte Drüse des Körpers. Sie besteht aus dem rechten Leberlappen unter dem Zwerchfell und dem kleineren linken Leberlappen, der bis in den Oberbauch reicht.

Leberbiopsie: Entnahme einer Gewebeprobe aus der Leber.

Leberwerte: gängige Bezeichnung für verschiedene Blutwerte, die Hinweise auf eine Lebererkrankung geben. Der aussagekräftigste Leberwert ist die Glutamat-Pyruvat-Transaminase (GPT). Ist der GPT-

Wert erhöht, weist dies auf eine Leberzellschädigung hin.

Lebertumoren: Es gibt verschiedene Tumoren. Der Leberzellkrebs und das Gallengangskarzinom entstehen im jeweiligen Organ. Außerdem können sich in der Leber auch bösartige Metastasen von anderen Organen ansiedeln, die vom Krebs befallen sind.

Leberzirrhose: siehe Zirrhose

Morbus Meulengracht: Gelbfärbung der Augen infolge einer leichten Bilirubinerhöhung. Der harmlose Enzymeffekt ist ohne gesundheitliche Auswirkungen.

Morbus Wilson: genetisch bedingt Störung des Kupferstoffwechsels in der Leber.

MRT: Magnet-Resonanz-Tomografie, Verfahren zur Herstellung von Schichtbildern des Körpers mit Hilfe eines starken Magnetfeldes.

NASH: Non-Alcoholic Steatohepatitis, eine Leberentzündung durch eine nicht alkoholbedingte Fettleber.

Ösophagusvarizen: siehe Krampfadern der Speiseröhre

Pfortader: Vene, die das Blut in Organen wie Magen, Darm oder Milz sammelt und der Leber zuführt.

PBC: primär biliäre Zirrhose – eine Autoimmunerkrankung der Leber. Sie entzündet sich, was bis hin zu einer Zirrhose führen kann.

PSC: primär sklerosierende Cholangitis – eine chronische Entzündung der Gallenwege.

Quick-Wert: Ein Blutgerinnungswert, wenn der Quick-Wert erniedrigt ist, kann dies ein Hinweis auf eine Lebererkrankung sein.

Rote Blutkörperchen: auch Erythrozyten genannt. Sie sind die häufigsten Zellen im Blut und transportieren den Sauerstoff im Blutgefäßsystem.

SBP: Die spontan bakterielle Peritonitis ist eine Entzündung des Bauchwassers und hochgefährlich.

Sonografie: Untersuchung mittels Ultraschall.

Spurenelemente: Mineralstoffe wie Jod, Kupfer, Eisen oder Zink, die im Körper in sehr geringen Mengen vorkommen.

TIPS: minimalinvasiver Eingriff zur Verbindung von Pfortader und Lebervene durch die Leber hindurch.

Transplantation: Ersatz eines funktionsunfähigen menschlichen Organs durch ein Spenderorgan. Erste Versuche, eine menschliche Leber zu verpflanzen, fanden etwa gleichzeitig mit der ersten Herzverpflanzung statt. Heute ist die Lebertransplantation fast schon klinische Routine. Kommt es zu einem akuten Leberversagen, muss unverzüglich transplantiert werden, da der Patient sonst wegen der fehlenden Entgiftungsfunktion innerhalb kurzer Zeit ins Leberausfallkoma fällt und stirbt.

Viren: Parasiten, die sich in die Zellen von Lebewesen einnisten. Viren sind keine eigenständigen Lebewesen und auf den Stoffwechsel der Wirtszelle angewiesen. Die Bekämpfung von Viren ist sehr schwierig, da sie nicht wie Bakterien abgetötet werden können. Die Medizin setzt auf antivirale Medikamente, die die virale Infektion und die Virusvermehrung behindern.

Virushepatitis: Lebererkrankung, die auf Viren zurückgeht – in Form von Hepatitis A, B, C, D und E.

Vitamine: Komplexe organische Moleküle, die der Organismus für eine Reihe lebenswichtiger Funktionen benötigt. Bis auf eine Ausnahme kann der Körper Vitamine nicht herstellen, sondern entnimmt sie der Nahrung. Die Leber nimmt Vitamine auf und speichert sie: Vitamine A, D, E und K sowie Folsäure und Vitamin B_{12}.

Zirrhose: Sammelbegriff für die krankhafte Bindegewebsvermehrung infolge einer chronischen Entzündung. Die Zirrhose führt zur Verhärtung und narbigen Schrumpfung eines Organs und zum Untergang von Funktionsgewebe. Die Zirrhose kann in Lunge, Magen, Bauchspeicheldrüse, Brust oder Niere auftreten, hauptsächlich jedoch in der Leber.

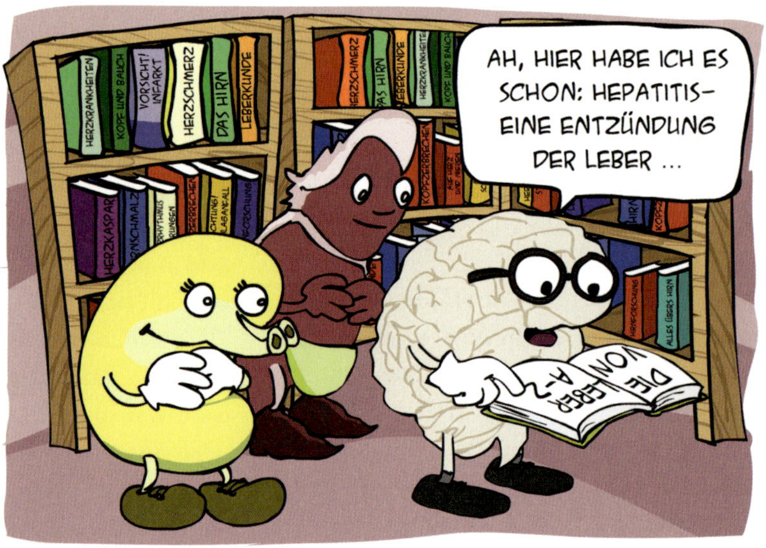
AH, HIER HABE ICH ES SCHON: HEPATITIS- EINE ENTZÜNDUNG DER LEBER ...
DIE LEBER VON A-Z

Im Glossar finden Sie alle wichtigen Informationen zur Leber von A bis Z.

Hilfe – denn Sie sind nicht allein!

Selbsthilfegruppen

Mit einer Lebererkrankung müssen Sie nicht alleine fertig werden. Neben der unerlässlichen ärztlichen Betreuung können Sie die Angebote von Selbsthilfegruppen nutzen, die es in ganz Deutschland gibt – was wir ausdrücklich empfehlen. Viele Gruppen arbeiten als „Assoziierte Selbsthilfegruppen“ mit der Deutschen Leberstiftung zusammen. Einige Selbsthilfegruppen befassen sich allgemein mit Leberkrankheiten, andere haben sich auf Einzelkrankheiten spezialisiert – von Hepatitis C über Hämochromatose bis hin zur Lebertransplantation. Über diese Gruppen gibt es für Leberkranke und ihre Angehörigen zum Beispiel aktuelle Informationen zu Lebererkrankungen und ihrer Therapie, es gibt regelmäßige Gesprächskreise und vieles mehr. Dabei profitieren die Selbsthilfegruppen von der gebündelten Kompetenz der Deutschen Leberstiftung.

Eine aktuelle Übersicht zu den einzelnen Selbsthilfegruppen finden Sie auf der Website www.deutsche-leberstiftung.de. Dort finden Sie auch eine Übersicht der assoziierten Kliniken, Ärzte und Apotheker, die mit der Leberstiftung kooperieren. Das hilft Ihnen bei der Suche nach einem kompetenten Ansprechpartner vor Ort.

Informationsmaterial

Die Faltblätter und Broschüren der Deutschen Leberstiftung können auf der Website heruntergeladen oder in der Geschäftsstelle bestellt werden.

Deutsche Leberstiftung
Carl-Neuberg-Straße 1
30625 Hannover
info@deutsche-leberstiftung.de

Telefonsprechstunde

Die Telefonsprechstunde ist von Montag bis Donnerstag zwischen 14:00 und 16:00 Uhr besetzt. Sie erreichen die Ärzte unter 01805/450060 (0,14 €/Min. aus dem deutschen Festnetz, max. 0,42 €/Min. aus dem Mobilfunk). Auch eine Beratung per E-Mail ist möglich. Bitte senden Sie Ihre Mail an: info@deutsche-leberstiftung.de.

Website

Im Übrigen lohnt sich immer ein Besuch auf unserer Website www.deutsche-leberstiftung.de. Dort finden Sie eine Fülle von Informationen zu vielen Aspekten rund um das Thema Leber. Die Website wird ständig aktualisiert und erweitert.

Lebertest

Mit dem nachfolgenden Lebertest können Sie feststellen, ob bei Ihnen ein erhöhtes Risiko für das Vorliegen einer Lebererkrankung besteht. Den Test finden Sie auch auf unserer Website.

Frage 1	
Wie alt sind Sie?	
Bis 39 Jahre	0
40–59 Jahre	2
60 Jahre und älter	4
Frage 2	
Wie ist Ihr Body-Mass-Index? (Der BMI ist eine Berechnung aus Gewicht und Körpergröße, siehe Kapitel „Lebererkrankungen und Ernährung".)	
Ihr Gewicht	
Ihre Körpergröße	
BMI 20–25	0
BMI 25–30	2
BMI 30–40	4
BMI über 40	8
Frage 3	
Bewegung: Treiben Sie regelmäßig Sport?	
Regelmäßig	0
Wenig	1
Gar keinen Sport	2
Frage 4	
Essen Sie Gemüse, Salat, Obst?	
Ja, täglich	0
Mehrmals pro Woche	0,5
Ganz selten	1
Frage 5	
Essen Sie viel fettes Essen?	
Selten	0
Mehrmals pro Woche	0,5
Täglich	1

Frage 6	
Haben Sie mit giftigen Materialien oder Gasen zu tun?	
Nein	0
Gelegentlich	1
Ja, regelmäßig und häufig	3
Frage 7	
Trinken Sie Alkohol?	
Nein/Nur ganz selten	0
Zum Essen ein Glas Bier oder Wein	1
Nicht nur zum Essen, sondern gerne mal Bier oder Wein am Abend	4
Sehr häufig Bier, Wein und auch hochprozentigen Alkohol	10
Frage 8	
Nehmen Sie Medikamente?	
Nein/Nur sehr selten bei Grippe/Kopfschmerzen	0
Ja, regelmäßig seit weniger als fünf Jahren	1
Ja, regelmäßig seit mehr als fünf Jahren	2
Ja, regelmäßig ein leberbelastendes Medikament	3
Frage 9	
Rauchen Sie?	
Nein	0
Gelegentlich	1
Ja, regelmäßig und häufig	3
Frage 10	
Haben Sie schon einmal Drogen konsumiert?	
Nein	0
Ja, weiche Drogen (z. B. Haschisch)	2
Ja, harte Drogen (z. B. Kokain, Heroin)	8
Frage 11	
Haben Sie ein Piercing oder Tattoo?	
Nein	0
Ja, es wurde unter hygienischen Bedingungen gearbeitet	1
Ja, ich weiß nicht, ob es so hygienisch war	2
Frage 12	
Haben Sie vor 1992 Bluttransfusionen erhalten?	
Nein	0
Ich weiß nicht	2
Ja	6

Frage 13	
Sind Sie gegen Hepatitis A und B geimpft?	
Ja	0
Ich weiß nicht	1
Nein	2
Frage 14	
Reisen Sie viel ins Ausland (insbesondere Asien, Afrika, Mittelamerika)?	
Nein	0
Gelegentlich	1
Ja, häufig	2
Frage 15	
Sind oder waren Sie beruflichen Infektionsrisiken mit Virushepatitis ausgesetzt?	
Nein	0
Ja	1
Frage 16	
Welche der folgenden Aussagen bezüglich des Sexualverkehrs trifft oder traf in der Vergangenheit zu?	
Ich habe nur geschützten Geschlechtsverkehr (Kondom) bzw. noch nie Verkehr gehabt	0
Ungeschützter Geschlechtsverkehr mit wenig wechselnden Partnern	1
Ungeschützter Geschlechtsverkehr mit häufig wechselnden Partnern	4
Frage 17	
Fühlen Sie sich müde und abgeschlagen?	
Nein	0
Gelegentlich	1
Sehr häufig	3
Frage 18	
Haben Sie eine deutliche Gewichtsveränderung bemerkt?	
Nein, mein Gewicht ist stabil oder die Gewichtsveränderung wurde bewusst herbeigeführt (z. B. Diät)	0
Ja, ich habe deutlich an Gewicht zugenommen	2
Ja, ich habe deutlich Gewicht verloren	4
Frage 19	
Haben Sie ein Druckgefühl im rechten Oberbauch?	
Nein oder nur selten	0
Oft	1
Ständig	2

Frage 20	
Haben Sie schon einmal eine Gelbfärbung der Augen oder Haut bemerkt (Gelbsucht)?	
Nein	0
In der Vergangenheit	2
Manchmal	4
Ja, dauerhaft	8
Frage 21	
Haben Sie folgende Symptome schon einmal bemerkt: Spinnenförmige Äderchen auf der Haut? Blut im Stuhl? Glänzende Rötung der Handinnenfläche? Häufige Blähungen? Dauerhafter und starker Juckreiz?	
Nein, keines dieser Symptome	0
1 Symptom	1
1–2 Symptome	3
Mehr als 2 Symptome	8
Frage 22	
Sind Ihre Leberwerte erhöht (GPT, GOT, Gamma-GT)?	
Nein	0
Ich weiß nicht	1
Ja, aber nur minimal oder kurzzeitig	2
Ja, dauerhaft	8
Frage 23	
Leiden Sie an Diabetes?	
Nein	0
Ja	5
Frage 24	
Gibt es Krebserkrankungen in Ihrer Familie?	
Nein	0
Ich weiß nicht	1
Ja	3
Frage 25	
Liegen in Ihrer Familie Lebererkrankungen vor?	
Nein	0
Ich weiß nicht	1
Ja	4

Auswertung

Bis 11 Punkte

Ein gutes Ergebnis! Sie haben offensichtlich kein erhöhtes Risiko, an einer Lebererkrankung zu leiden. Eine Gewähr gibt dieser Test nicht, und daher sollten Sie darauf achten, dass Ihre Gesundheit weiterhin so bleibt. Dabei helfen vor allem Sport, gesunde Ernährung sowie das Vermeiden toxischer Belastungen (zum Beispiel durch Alkohol oder überflüssige Medikamente).

Generell gilt: Lassen Sie sich einmal im Jahr ärztlich untersuchen (Untersuchung der Leberwerte Gamma-GT, GOT und GPT) und achten Sie auch auf unspezifische Symptome, wie Müdigkeit, Konzentrationsstörungen und Druckgefühl im rechten Oberbauch. Vor den Virusinfektionen Hepatitis A und Hepatitis B schützt eine Impfung.

12 bis 26 Punkte

Sie gehören vermutlich nicht zu dem Personenkreis, der besonders durch Lebererkrankungen gefährdet ist. Dennoch sollten Sie auf Nummer sicher gehen und regelmäßig Ihre Leberwerte überprüfen lassen (Gamma-GT, GOT und GPT). Ihr Risiko ist nach Ihren Angaben gering bis mäßig ausgeprägt. Lebererkrankungen verursachen oft keine oder nur undeutliche Beschwerden.

Was Sie tun können: Durch regelmäßige Bewegung wird die Leberdurchblutung angeregt und die Entgiftung gefördert. Sport hilft, das Gewicht zu halten. Verzichten Sie auf Nikotin und Alkohol und achten Sie auf eine ausgewogene Nahrung (viel Obst, Gemüse, möglichst fettarm). Sie sollten ein Normalgewicht anstreben (Body-Mass-Index 20 bis 25). Wenn Sie regelmäßig Medikamente einnehmen müssen, fragen Sie Ihren Arzt oder Apotheker, ob diese die Leber belasten können; überprüfen Sie bitte auch den Beipackzettel dieser Medikamente. (Bei chronischen Erkrankungen wie Herzinsuffizienz oder Epilepsie und Ähnlichem sind Medikamente oft notwendig, obwohl diese die Leber belasten. Auf gar keinen Fall sollten Sie eigenmächtig Ihre Medikamente absetzen, sondern Rücksprache mit Ihrem Arzt oder Apotheker halten, ob es leberschonendere Präparate gibt.)

Generell gilt: Lassen Sie sich einmal im Jahr ärztlich untersuchen (Untersuchung der Leberwerte Gamma-GT, GOT und GPT sowie Blutfette und Zuckerwerte) und achten Sie auch auf unspezifische Symptome, wie Müdigkeit, Konzentrationsstörungen und Druckgefühl im rechten Oberbauch. Eine Ultraschalluntersuchung kann ergänzend zu den Leberwerten sinnvoll sein.

Vor den Virusinfektionen Hepatitis A und Hepatitis B schützt eine Impfung.

27 bis 54 Punkte

Sie haben ein Risiko für eine Lebererkrankung. Sie sollten sich informieren und einen Facharzt für Lebererkrankungen aufsuchen (Gastroenterologe oder Hepatologe), insbesondere wenn Sie bereits typische Symptome haben, wie eine Gelbsucht und/oder dauerhaft erhöhte Leberwerte.

Jetzt ist wichtig: Verzichten Sie auf Alkohol, auch in kleinen Mengen. Dies gilt auch, falls Sie eine Lebererkrankung mit ganz anderer Ursache haben (zum Beispiel Virushepatitis). Alkohol wirkt bei allen Lebererkrankungen wie ein Brandbeschleuniger. Falls Sie übergewichtig sind, versuchen Sie, behutsam Ihr Gewicht zu reduzieren. Übertreiben Sie es aber nicht: Nulldiäten schaden eher als sie nutzen. Eine Ernährungsumstellung mit ausreichend Bewegung ist dagegen sinnvoll.

Falls bei Ihnen eine Erkrankung festgestellt wird: Viele Lebererkrankungen können mittlerweile behandelt werden. So ist zum Beispiel Hepatitis C je nach Patient in 30 bis 80 Prozent der Fälle heilbar. Eine chronische Hepatitis B kann durch eine Therapie wirksam unter Kontrolle gebracht und in einigen Fällen ganz „geheilt" werden. Eine Fettleber kann sich vollständig zurückbilden, wenn die Ursache gefunden und ausgeschaltet wird. Fragen Sie Ihren Arzt oder nehmen Sie Kontakt mit uns auf.

Falls Sie noch nicht gegen Hepatitis A und B geimpft sind, sollten Sie sich bei Ihrem Arzt über eine Impfung beraten lassen. Zusätzliche Hepatitisvirusinfektionen bei einer bereits eingeschränkten oder kranken Leber können Erkrankungen verschlechtern und in einigen Fällen sogar zum akuten Leberversagen führen, bei dem dann Lebensgefahr besteht.

Mehr als 55 Punkte

Achtung! Sie haben ein hohes Risiko, an einer Lebererkrankung zu leiden. Sie sollten umgehend einen Facharzt für Lebererkrankungen (Gastroenterologe oder Hepatologe) in Ihrer Nähe aufsuchen.

Danksagung

Die Autoren bedanken sich
für die Unterstützung bei:
Matthias Bahr, Lübeck
Holger Baumann, Hannover
Thomas Berg, Leipzig
Birgit Bremer, Hannover
Peter Buggisch, Hamburg
Peter-Claus Burens, Frankfurt/Main
Katja Deterding, Hannover
Hans Peter Dienes, Wien
Sandra Feyerabend, Düsseldorf
Michael Gebel, Hannover
Benjamin Heidrich, Hannover
Dietrich Hüppe, Herne
Wolf Peter Hofmann, Berlin
Achim Kautz, Köln
Stefan Lüth, Hamburg
Benjamin Maasoumy, Hannover
Stefan Mauss, Düsseldorf
Ingmar Mederacke, Hannover
Thomas Mertens, Ulm
Claus Niederau, Oberhausen
Kerstin Port, Hannover
Andrej Potthoff, Hannover
Ulrike Protzer, München
Elke Roeb, Gießen
Michael Roggendorf, Essen
Peter Schirmacher, Heidelberg
Hans Christian Spangenberg, Landau
Wolfgang Stremmel, Heidelberg
Frank Tacke, Aachen
Robert Thimme, Freiburg
Egbert Trowe, Burgdorf
Franz-Josef Vonnahme, Hameln
Jochen Wedemeyer, Gehrden
Johannes Wiegand, Leipzig
Henning Wittenburg, Leipzig

Register

Bibliografische Information der Deutschen Nationalbibliothek
Die Deutsche Nationalbibliothek verzeichnet diese Publikation in der Deutschen Nationalbibliografie; detaillierte bibliografische Daten sind im Internet über http://dnb.ddb.de abrufbar.

ISBN 978-3-89993-642-1 (Print)
ISBN 978-3-8426-8435-5 (PDF)

Abbildungen:
Seite 8, 14, 15, 16, 22, 26, 32, 49, 57, 75, 88, 133, 150: Deutsche Leberstiftung, gezeichnet von 123comics;
Seite 10, 12, 19, 23, 25, 28, 30, 35, 37 (unten), 39, 40, 53, 60, 62, 64, 70, 80, 81, 83, 93, 95, 97, 119, 139, 142, 143, 145: Deutsche Leberstiftung;
Seite 11, 45, 46, 52, 72, 116: Franz-Josef Vonnahme, Hameln;
Seite 37 (oben), 47 (erstes von links): Jochen Wedemeyer, Hannover;
Seite 47 (zweites von links): Heiner Wedemeyer, Hannover;
Seite 47 (drittes und viertes von links): Matthias Bahr, Lübeck

Umschlagfoto: carlosseller – Fotolia.com

Hans-Böckler-Allee 7, 30173 Hannover
www.schluetersche.de
2., aktualisierte Auflage

Lektorat: Dagmar Fernholz, Köln
Layout: Groothuis, Lohfert, Consorten, Hamburg
Covergestaltung: Kerker + Baum Büro für Gestaltung, Hannover
Satz: Die Feder, Konzeption vor dem Druck GmbH, Wetzlar
Druck und Bindung: Grafisches Centrum Cuno GmbH & Co. KG, Calbe
Hergestellt in Deutschland.